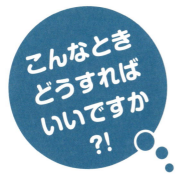

こんなとき
どうすれば
いいですか
?!

研修医が知りたい
臨床現場の疑問に
答える本

医療法人社団日高会 日高病院 救急部 部長
木村圭一 著

日々患者さんに対応していると様々な疑問が出てきます。一生懸命頑張っている人ほど疑問をたくさん持っているのですが，日々の忙しさのため，じっくりそれらを調べる時間はなかなかありません。また，教科書やネットを調べても載っていないことは多く，先輩に聞いてもわからないことがあります。そして，「まぁこんな感じで良いだろう……」ということが重なっていき，自分より若い人が入ってきたときに「そういえば，自分もそんな疑問を持ったことがあったなぁ〜」となっている……こんなことがあります。

疑問は疑問として大切にしたいので，So-netブログに調べたことを書いています（http://kekimura.blog.so-net.ne.jp/）。まさか本になるとは思いませんでしたが，このたび，ブログ内容を加筆修正し，本として出版することになりました。

根拠となる文献などをできるだけつけてありますが，ほとんどは私の考えです。すべてそのまま患者さんに適用すべきかというとそうではありません。大切にしたいのはテーマです。『パイロットが空から学んだ一番大切なこと』（坂井優基著）には，それぞれのフライトにはテーマがあると書かれていました。詳細は本をぜひお読み頂くとして，医療でも大切なのはテーマ，心意気です。ただ本に書いてあるから，いつもそうしているから○○という治療をするというのではなく，この患者さんはこうだから○○をするんだ！という気持ちが大切です。その気持ちを大切に，本書を書いたつもりです。

この本をきっかけにして，こんなアホなこと書いているヤツがいるんだけど，これどう思う？みたいな感じで，ちょっとした雑談のネタにして頂ければ幸いです。飲み会で仕事の話をするのは良くないかも知れませんが，この本のネタを使って美味しいお酒が飲めたら最高だと思います。

その議論を通して，多くの医療スタッフが仲良くなり，何かを発見し，日々頑張っている若い医療スタッフのため，そして患者さんのためになればと思います。

主に研修医の先生に向けて書いたものですが，看護師さんや救急救命士さんにも役立てばと思い，できるだけ平易な言葉で，横文字を少なく記載するように注意しました。皆さんからご意見を頂ければ幸いです。

また日本医事新報社の村上由佳様には，本の企画から文章のてにをはまで，様々なご協力を頂きました。ここに感謝申し上げます。

2018年2月　　木村　圭一

CONTENTS

研修医が担当したからこそ救える命があります

Q 私は研修医なので，患者さんにしてあげられることが何もないのですが。

A ある患者さんは，直腸癌が後で見つかって，肝転移して，3年後に亡くなりました。私が直腸診さえしていれば，もっと頑固な医者だったら……というタラレバ話です。他山の石として頂ければ幸いです。

私が研修医の頃は，4月の第一土日に医師国家試験（プロ野球の開幕と同じでした）があり，5月に合格発表，6月から研修開始でした。私はローテーション研修がしたくて，とある研修病院を選びました。同期はおらず，私1人の研修で自由にローテーションが組めましたので，基礎は内科からと思い，6カ月の内科研修から始めました。

1992年6月1日，初出勤して血液ガスを6人採血させて頂いたのですが，すべて失敗して落ち込んでいたところに，尿路感染症の70歳くらいの女性が入院してきました。「先生が担当するように」と言われ，初めての受け持ち患者さんですから，たくさんお話を聞かせて頂きました。抗菌薬は何を選ぶのか，他にどんな検査をするのか，何に気をつけて患者さんを診ていけばよいのか？　今のように，良い本やインターネットがなかったので，試行錯誤でした。

米国では，どんな病気で入院しても，頭から足の先まで全身の診察をしっかりするのが研修医の仕事（直腸診も含めて）と聞いていましたので，私も真似しようと思っていました。しかし患者さんは女性ですし，尿路感染症だからまぁいいかと考えて直腸診はしませんでした。便潜血も陰性でしたし，患者さんからも訴えはなかった（本当は症状があったのかもしれませんが）ので，仕方がないのかもしれません。その患者さんは半年後に直腸癌が見つかり，外科で手術をしたのですが，私が1年後に外科で研修をしているときに多発肝転移で入院され亡くなりました。

私が直腸診をしていたら早期に直腸癌が見つかったかどうかはわかりませんが，今でも直腸診さえしていれば……と思います。指導医の先生に，「私は何でも勉強したいので直腸診を教えて下さい！」と言えばよかった……。

逆に良かったこともあります。

私が2番目に担当させて頂いた患者さんは，80歳くらいの男性です。この方は肺炎でした。外来カルテを見ていたら，便潜血検査が行われていることを発見しました。検査が2回行われていて，両方とも陽性です。しかし，外来担当の先生は，それについて何も書いていませんでした。本当は書かないといけないのですが，まぁ，いろいろとあるんです。

指導医の先生と一緒に直腸診をしました。何か触れるのですが，「これは便だろう」と言われましたが「先生の勉強にもなるから，注腸造影をしてみようか」と言われました。そうしたら直腸癌が見つかりました。

この方はすぐに手術を受けられて，私が外科医になってからも何度もお会いしました。患者さんは私のことを覚えていなかったようですが，この患者さんと会うたびに，「医者になってよかった！」と思ったものでした。

「研修医なんて何もできないから，患者さんの役には立てないんだ……」なんて思わず，「自分が担当するからこそ，できることがある」と信じて皆で頑張りましょう！

まとめ

研修医だから何もできないと思わず，できる範囲のことを頑張りましょう。

医師国家試験に合格したみなさんへ

Q 私は何もできないので，看護師さんから患者さんのことで電話をもらっても困るのですが。

A 病棟からコールがあったら，「すぐに行きます！」以外の答えはありません[1]。看護師さんたちにとっては，研修医であるあなたに連絡するより，指導医に連絡したほうがよいこともあります。ベテラン指導医に連絡すれば，すぐに指示をもらえるからです。

しかし，研修医であるあなたにとっては，受け持ち患者さんの情報を指導医よりも先にもらえたほうがいいのです。「先生の受け持ちのAさんが発熱しています！」と言われたら，「えー，あの人，糖尿病の教育入院だけだから，熱が出るはずないのに……糖尿病があるから感染しやすいけど，さっきまで何ともないって言ってたじゃないか……どうしよう？」などと考えるはずです。この"考える"ということが，あなたを成長させます。これから一生この"考える"ことを地道に続けることで，あなたは医師としてさらに成長していくのです。日々看護師さんにきちんと対応しないと信頼を失います。看護師さんの信頼を失ってしまうと，看護師さんはあなたに報告してくれなくなります。そして，あなたに情報が行かず，先に指導医に連絡が行くとどうなるでしょう？ 指導医によっては，「研修医の先生にまず伝えてもらえませんか？」と言うでしょうが，指導医も忙しいので，「確か隣の部屋でインフルエンザが出ているんだよね。じゃあ，イン

フルエンザの検査をしておいて下さい」というようなことになり，せっかくの研修医が考える機会を失ってしまいます。

「先生の顔を見たら治りました」という患者さんは意外にいます。看護師さんたちも同じで，問題が解決されなくても，医師が患者さんの所へ出向けば満足する場合も多いです。よって，病棟からコールがあったら，返事は1つ。「はい！　今すぐ伺います！！」

患者さんの所へ行っても，今は何もわからないかもしれません。それは当たり前で，看護師さんも研修医にすべて期待していません。だからすぐ指導医に相談して，「30分以内に再度連絡します！」などと言えば，まったく問題ありません。多くのカリスマ指導医は，患者さんの所に誰よりも朝早く行き，看護師さんにも丁寧に対応していたという話を聞きます。

そして，お気に入りの看護師さんがいれば，途中で飲み物やお菓子でも買って行ったり，休みの日であれば，「帰りにご飯でも行きませんか？」と紳士的にお誘いすれば，あなたの人生はもっと豊かになる……かもしれません。たぶん。

まとめ

看護師さんから電話があったら，すぐに看護師さんの所へ行きましょう。

●文　献

1）横林賢一：医師国家試験に合格したあなたへ. 賢一の日記 Ken's diary. 2016年1月9日.
[http://blog.livedoor.jp/yokobayashiken/archives/51969369.html]

看護師さんの名前を呼びましょう

Q 看護師さんに「看護師さん」と呼びかけたら，イヤな顔をされたのですが。

A 仕事は1人ではできません。すべてチームで行います。病院では医師が仕事の指示を出すことが多いです。偉いからではなく，医師はそういう仕事，役割だからです。そして，何か手伝って欲しいときに，「看護師さーん！」と言う医師がいますが，相手には名前があるわけですから，名前で呼びたいですね。そのためには，普段から名前を覚えようという気持ちがなければいけません。

下の名前を呼びましょうという意味ではありません〔仲が良ければ，下の名前でもよいですが（笑）〕。私は最大の敬意を込めて，下の名前＋「様」をつけて呼んでいます……たぶん。

SNSでコメントを頂いたことがあるのですが，外国では相手の名前を呼ばないと手伝ってくれない場合もあるそうです。AHA（American Heart Association；アメリカ心臓協会）講習会のビデオでも，うるさいくらい名前を呼んでいますね。良いことだと思います。

同様に患者さんに対しても，おじいちゃん，おばあちゃんなどではなく，きちんと名前を呼びましょう。最近は，そう呼んでいる人は

少ないとは思いますが。名前を呼ぶことは，心理学的にも「ネームコーリング」と言われており，大切なことだそうです[1]。

🖐 **まとめ**

看護師さんほか，スタッフの名前を覚えましょう。

●文　献

1）大山弘子：会話に相手の「名前」を入れるほど好感度が上がるワケ. PRESIDENT. 2014年3月17日号, PRESIDENT Online, 2015.
[http://president.jp/articles/-/16509]

コンサルトを受けたとき……相手の気持ちを考えましょう

Q 専門医にコンサルトをしたら，それはうちじゃないと言われたのですが。

A 私は元外科医です。研修医のときに指導医に言われたことを紹介します。

「内科の先生から相談された場合の返事は1つしかない！ 外科で診ます！だ！」というものでした。たとえば，内科の先生に，「すみません，腹痛の患者さんがいるのですが」と言われた場合，いくつかの対応が考えられます。

A：「うーん，お腹も柔らかいし，採血も大きな異常はないですね。CTも異常がありませんから，内科で管理をお願いします」

B：「そうですね……。異常はありませんが，確かに痛がっていますね……。どうしましょうか？」

みたいな感じです。が，私は以下のような答え以外にないと厳しく言われました。

C：「コンサルトありがとうございます。では，以後こちらでやっておきます！」

内科の先生は手術をしません。手術をするのが外科です。手術をするかどうかを決めるのは外科医です。内科の先生は，外科に手術しなくていいと言われたとしても，患者さんが痛がっていれば不安で

す。外科医は同じ患者さんを診ていても，いざとなれば手術すれば
いいから，気持ちが違います。内科の先生だって，また外科にコン
サルトすればよいじゃないか，と思うかもしれませんが，1度「大
丈夫でしょ！！」と言われたら，もう1度相談しても，「さっき大丈
夫だって言ったじゃないか！」と言われるかもしれない，とか，い
ろいろ微妙な感情が出てきます。そんな感じで2度目のコンサルト
が遅れて，手遅れになった患者さんの経験もあります。

内科の先生がコンサルトしやすいようにするには，いつも交流を持
つのはもちろんですが，気軽に転科を受け入れることも大切だと思
います。大事な症例に的確に対応するためには，何でこれを外科で
……と思うような症例でも，外科で受け入れる必要があると思いま
す。本当に手術適応の患者だけ診たいなんて，おごりでしかないと
思います。俺は手術で忙しいんだ！と言うのはもちろんあるのでし
ょうが，忙しいのは皆一緒です。

私は今は救急医をしていますので，他科の先生にお願いすることば
かりですが，気軽に引き受けて頂けたらうれしいです。受け入れて
頂けなければ，自分で管理していますが……。私も救急患者さん
を引き継ぐときがありますが，「分かりました！！　後は任せて下さ
い！」と言って，詳細な情報は要求しないようにしています。必要
なら患者さんから聞けばよいことです。当直明けの先生方は疲れて
いる上に，すぐ手術や外来をしなきゃいけないのですから。

まとめ

コンサルトを受けたら，「こちらで担当します」と返事をしま
しょう。

白衣の前はちゃんと閉じましょう

Q 白衣のボタンを留めないで歩いていたら，指導医に怒られたのですが。

A テレビドラマに出てくる医者は，白衣を羽織っているだけで前のボタンを留めていないことが多いです。何となく格好良く感じますね。しかし，実際の病院ではどうなのでしょうか。いろいろと意見はあると思いますが，私はちゃんと閉めるべきだと思いますし，研修医の先生にも厳しく指導しています。

"拡張自我"という言葉があります。人間は，自分の持ち物も自分そのものであると考える傾向があるそうです。高級な腕時計を身につけていると，自分は高級腕時計をするような人間なんだと思うようになるという心理学用語です。
戦争で捕虜になった人は，着ていた軍服などを脱がされ，粗末な薄手のシャツなどに着替えさせられます。たったこれだけのことで，その捕虜は戦意を喪失するそうです。拡張自我が失われてしまうのでしょうね。

たぶんですが，お店でお客様に応対する人で，身なりをきちんとしていない人はいないでしょう。見られているというのもありますが，やはりお客様という大切な人に今から接するんだ，という気合いから来ているのだと思います。

患者さんを相手にするのに服の前を開けているというのは，気合いが足りない証拠だと思います。暑くて……と言うのなら，白衣はやめてスクラブにすべきでしょう。

という私は，斎藤　工さんがドラマで着ていた白衣をネットで注文して，ちゃんと前のボタンを留めて仕事をしています。周囲の看護師さんには「白衣が」格好良いと評判です。

まとめ

白衣はきちんと着ましょう。

良くならないときには，再診をお願いしましょう

Q 当直などで患者さんを診察し帰宅してもらう場合，再診を指示したほうがいいのでしょうか？

A 患者さんは，自分の病状が改善しないときに別の病院を受診することがあります。できればそれを避けたい，というお話です。

医師は患者さんを診療する場合，いろいろな方針を持っていて，患者さんによっても異なりますし，同じ病院の同じ科の医師であっても，治療方針は個人によって異なります。熱がある人が来たら，必ず胸部X線を撮る先生もいれば，患者さんの状態によってX線を撮る撮らないを決める先生もいます。

患者さんの希望はいろいろなので，患者さんが希望したのならば仕方がないですが，受診する病院を替えてしまうと，診断，治療方針に統一性がなくなってしまいます。①→②→③→④というような順番で検査や治療を行うA先生にかかった患者さんが，②が終わったところで，④→①→②→③の順で行うB先生にかかると，A先生なら③→④と進めばよいところを，④から始まって，また①と②をしなければならないなんてことがあります。

また初診料は病院ごとに支払う必要があるので，初診料をもう1回払うことになるという不利益もあります。

1回の診察だけで症状が良くなることは多くないです。良くならな

いときには，別の病院へ行くのではなく，ぜひうちにまた来て下さいと伝えましょう。

また，当直時などはミスを犯しやすいです。ある学会発表では，当直医が帰宅してもよいと判断した患者さんの0.5％に入院が必要な病気があったという報告がされたそうです。また田中ら[1]によれば，夜間の救急センターを受診した患者さんのうち0.3％に致死的な疾患があり，その半数はバイタルサインなどに異常を認めなかったそうです。明日の朝必ず受診して下さいと言っておけば，そういったミスがあった場合にもフォローが可能です。

まとめ

患者さんの症状が良くならないときには，自分の病院に再診に来てもらうように伝えましょう。

●文　献

1)　田中 拓, 他：大学病院に併設した夜間急患センター受診患者の致死的疾患は0.3％であった. 日本救急医学会雑誌. 2009;20(2):60-6.

電話は自分でかけましょう

Q 院内・院外を問わず，専門医に電話をするときに事務の人に頼んだら，相手の医師から怒られたのですが。

A 電話は便利な道具ですが，出る相手の都合を考えていない，ということが問題です。電話をかけるときは，相手は相当偉い人だと思って電話すべきです。事務の方や看護師さんに電話をかけてもらうとしても，交換手さんが出た時点で自分が電話を替わるべきです。偉い人を待たせるほど自分は偉いのか？ということです。しかし，院内のコンサルトですら，これを守らない人がいます。もしかしたら自分の感覚がおかしいのかなぁ？と思いますが……。

これを読んでいる若い先生は，ぜひ電話は自分でかけましょう。つないでもらうのは100年早いです。つないでもらうとしても，「A病院につないで下さい」とだけ頼みましょう。そして，A病院の受付の人に，「B先生をお願いします」と自分で言いましょう。間違っても「A病院のB先生につないで下さい」とは頼まないように！！

たまに事務の人で，私が「A病院につないで下さい」と言ったのに，B先生につないでくれる人がいます。だから，「A病院につないで下さい」と言ったのは「A病院の電話交換手の人につないで下さい」という意味です……と後で説明しますが，理解していない人がいます。これって常識じゃなかったのでしょうか？？？

以前勤めていた病院では，院内PHSだと電波が悪くて電話が切れて
しまうことがあり，相手に失礼だということで，外線がかかってき
たら，必ず近くの固定電話につないでもらうことになっていました。

院内コンサルトであれば，できれば電話ではなく，その先生を訪ね
歩くのが一番良いと思います。医師で小説家でもあり，「ダイヤモ
ンドダスト」で有名な南木佳士さんは，「日本の病院で電話をしな
ければいけないというようなことは，基本的に存在しない」と言わ
れていました。そこまでは極端だとしても，電話をかけるときには
それくらいの注意を払ってかけるようにしたいですね。

まとめ

電話は自分で番号を入力してかけましょう。

診断名はいりません

Q 患者さんの情報を伝えるときに，診断名を言ったほうがよいのですか？

A 診断とは，患者さんにどのような病気があり，どれくらい重症なのかということを判断することです。医療の現場では医師，そしてお産に関することであれば，医師と助産師のみに許されていることです。厳密に言えば，看護師さんや救急救命士さんが診断することは法律違反です。しかし，看護師さんも救急救命士さんも診断をつけるのが好きです。ここでは，診断をつけることによるリスクについて書きます。

"アンカーリングエラー"という決めつけによるエラーがあります。診断をつけてしまうと，そのエラーに陥りやすいと思います。

救急隊から病院に電話があるときを例にとってみます。「45歳の男性が急性アルコール中毒です」と報告があります。患者さんに対して点滴をし，様子を見ればいいか……，という空気になります。たぶん95％以上の確率で問題ないでしょう。

しかし，お酒を飲んで良い気分になっていたら，たまたま心筋梗塞を起こしたのかもしれません。高齢者，女性，糖尿病のある人は胸痛を自覚しないこともあります。たとえば，心筋梗塞だが胸痛は訴えず，嘔気だけのことがあります。お酒を飲み過ぎて嘔気があるのか，心筋梗塞で嘔気があるのかは調べなければわかりません。

それなのに救急隊の方が，お酒をたくさん飲んでいて嘔気が出現したから急性アルコール中毒だろうと判断し，病院にそれを報告し，病院でも同じように決めつけてしまったために治療が遅れ，患者さんが心筋梗塞で死亡した場合，責任は誰にあるのでしょうか？

裁判だと医師や病院しか責任は問われませんが，救急隊員には何も問題はないのでしょうか？
「お酒を飲んでいるときに急な嘔気があり，お酒と関係があるかどうかはわかりません」とか「嘔気を訴えている60歳男性の受け入れをお願いします。40年来の喫煙歴があり，糖尿病で通院中です。血圧がやや高めで150/85，健康診断で高血圧を指摘されたことがあるそうですが，治療は1度も受けていないそうです」などと言えば，心電図を撮らない医者はいないと思います。

診断をつける理由もぜひ考えて頂きたいです。診断をつけなければ治療ができないから診断をします。逆に言えば，診断をつけなくても治療ができるのであれば，診断をつける必要はありません。
救急隊員の方や看護師さんは診断をつけなくても行うべきことは大きく変わらないのではないでしょうか？ 診断をつけることでミスを誘発する可能性があるのであれば，診断はつけないほうがよいのではないでしょうか？ 考えて頂けたら幸いです。

私は救急医ですので，ミスをしないよう，過換気症候群も急性アルコール中毒も，他に重大な疾患がないか必ずチェックします。尿管結石の疑いと言われても，大動脈は必ずチェックします。入院を他科の先生にお願いするときにも，診断がつけられていなければ，「腹痛の患者さんをお願いします」などと言っています。診断をつけることで正しい診断をつける可能性を狭めてしまい，患者さんに不利

益が及ばないように，と思います。

まとめ

患者さんに診断名をつけることで起こる弊害もあります

コラム ① | サザエさんのエンディングは なぜじゃんけんぽん!!なのか?

サザエさんのエンディングといえば，じゃんけんですね。サザエさんとじゃんけんをして今日こそ勝つぞ！などと楽しみにしている子どもたちもいることでしょう。

私はどうも違和感があります。トリビアみたいですが，私が医学生だった1991年10月13日までは別のものだったことをご存じですか!?　私が子どもの頃に見ていたサザエさんのエンディングはこんなのでした。サザエさんがお菓子をつまみ食いしています。空中に放り投げて食べるのですが，その後，喉に詰まってしまいます。そしてサザエさんが「うんがとっと！」と言っているのだと思っていましたが，「つまっちゃった！」と言っているとは知りませんでした。

私が学生の頃に，ちょうど夕方のニュースで，次回のサザエさんからエンディングが変わります！というのをたまたま見ました。ある大学の耳鼻科の先生が危険だと提言したのが理由だと聞きました。もう何十年も放映しているのに，今さら？と思った記憶があります。

さて，このときの体勢は，最も気管にものが入りやすいので，逆に言えば気管挿管に適した体勢だということです。いわゆるsniffing position（においを嗅ぐ姿勢）です。気管挿管する際，「こういう風にしたら入りやすいですよ！」と説明するときに，サザエさんのエンディングについて話したことがありましたが，今は知っている人もいないでしょうから，全然していません。

私はサザエさんと言えば嘉門達夫さんの「NIPPONのサザエさん」です。私のカラオケでの十八番のひとつです。

1 頭部外傷にMRIは有用か？

Q 頭を打って来院された患者さんから，頭部CTだけでなく頭部MRIも撮って欲しいと言われたのですが，撮ったほうがよいのでしょうか？

A 最近は患者さんもよく勉強されているようで，いろいろな検査を希望されます。頭を打った場合，「MRIも撮って下さい」と言われることが増えてきました。私はCTしか撮っていませんでしたが，今回は頭部MRIが頭部外傷のときに有用か？ということについて書きます。

以前勤めていた病院では，MRI firstでした。脳梗塞や脳出血はもちろん，外傷もすべて，まずMRIを撮っていました。脳外科の先生にコンサルトして，必要な場合にのみ，脳外科の先生の指示で頭部CTを撮っていました。つまり，頭部MRIを最初に撮るならば，頭部CTよりも有用な可能性はあるということです。しかし，頭部CTを撮ったのであれば，頭部MRIは不要です。

「頭部外傷における画像診断の最初の目的は，脳神経外科的に処置の必要かつ可能な病変を検出することにあり，このような病変がCTで検出できなくてMRIだから検出できるということはありません。頭部外傷にはまずCTです。検査時間はたったの5分です。」[1] という意見があります。
では，なぜ最初に頭部MRIを撮らないのでしょうか。放射線被曝

はないし，頭部CTよりもいろいろな病変がわかることが多いです。「もう頭部CTは必要ないんじゃないの？」と思いますよね。MRIを気軽に撮らない理由には以下のようなことが考えられます。

- MRIは24時間年中無休で撮像できない病院がある。30％の病院でしか24時間撮像できないそうです[2]。
- MRIはCTよりも禁忌が多い。ペースメーカーや入れ墨の人，閉所恐怖症の人は撮像できない。
- MRIは骨折などの情報がCTに比べて劣る。
- MRIはCTに比べて撮像時間が長い。
- MRIは強い磁力が出ている狭いところに患者さんが入るので，状態が悪い人や急変時には対応が難しい。

放射線科の体制をきちんとして，24時間年中無休でMRIを撮像できるようにしてあれば，最初にMRIを撮ってもよいかもしれません。

 まとめ

頭部外傷の患者さんに頭部MRIは必須ではありません。

● 文　献

1)　植田文明：頭部外傷．冷や汗だらけの画像診断．レジデント．2009；2(5)：14-21.
2)　上田　徹，他：頭部領域におけるMRI装置ECHELON Vega(Ver.2.1)の使用経験．24時間体制緊急MRI対応．メディックス．2010；52：4-8.

2 | 腎機能障害でも造影CTを撮る？撮らない？

Q ▶ 造影CTを撮ろうとしたら，腎機能障害があるからダメだと言われたのですが。

A ▶ 診療放射線技師さんや，救急にあまり関わらない医師などと，造影についてもめることがあります。技師さんは，「なぜ造影するのですか？」と言いますし，医師には，「こんなに腎臓が悪い人に造影なんて!!」と言われます。

私は胸部や腹部のCTが必要だと思ったら，単純・造影CT両方をオーダーしています。私は救急医ですから，緊急性のある疾患を見逃した場合，患者さんに大きな危険が及ぶからです。

また，最近出版された，「日本版敗血症診療ガイドライン2016」[1)]には造影CTについて以下のように書かれています。

> 「造影剤を用いたCTは情報量が多く，感染巣診断および治療方針決定のために重要な手段であることから，CIN発症を危惧して造影CTを躊躇する必要はないと考えられる。」(CINは造影剤腎症のことです)

私が学生時代の頃には，米国帰りの脳外科の教授が，「米国では医師が単純CTをオーダーしても，放射線科医が造影もオーダーす

る」と言っていました。米国では，ＣＴがあるところには放射線科医が常駐しているのだそうです。そして，単純ＣＴのことを「pre-contrast CT」と言うと言っていました。ＣＴを撮るということは，造影が必要なレベルの情報が必要だと判断したということです。「単純でいいや！」というのであれば，単純Ｘ線やエコーなど，他の画像でもよいのかもしれないということです。

単純ＣＴでもかなり診断できるという論文がありますが，多くは放射線科医が読影しています。プロの読影であれば単純ＣＴでもよいのかもしれませんし，単純ＣＴでも診断できるような撮像方法というのがあるのでしょう。early CT signが良い例ですね。

また，救急現場では腎機能の評価が難しいです。救急患者さんの多くは循環血液量減少を伴っています。採血で腎機能障害があったとして，はたして，これはもともとなのか？　循環血液量減少のためなのか？　初診の患者さんだと判断が難しいです。逆に採血による腎機能が正常だったとしても，筋肉量の少ないお年寄りでは，正確な腎機能を反映しないという意見もあります。

よって，ＣＴが必要だと判断したら，勇気を持って造影まで含めたＣＴをオーダーしましょう。もちろん，単純ＣＴを見てから考えるとか，採血データをチェックしてから考えるとかいう判断が間違いだと言っているわけではありません。

「腎障害患者におけるヨード造影剤使用に関するガイドライン2012」[2] を紹介して終わりにしたいと思います（**表1**）。ネットでも全文が読めます。

表1 ● CKDは造影CTによるCIN発症のリスクを増加させるか

1. CKD（eGFR＜60mL/min/1.73m^2）は，造影CTによるCIN発症のリスクを増加させる可能性が高い。
2. 特に，eGFRが45mL/min/1.73m^{2}未満の患者に造影CTを行う際には，CIN発症に関する適切な説明を行い，造影CT前後に補液などの十分な予防策を講ずることを推奨する。

（エビデンスレベル：IVa　推奨グレード：B）

（文献2より引用）

このガイドラインによれば，造影CTを行った患者さんを対象とした，エビデンスレベルの高い研究がないようです。だから推奨グレードも高くないみたいです。造影剤を行って問題を起こすというエビデンスレベルの高い研究もありませんが，起こさないという研究もないということで，自分で判断するしかないのですが，参考になれば幸いです。

まとめ

造影CTを撮る閾値を低くしましょう。

● 文　献

1) 西田 修, 他：日本版敗血症診療ガイドライン2016. 日本集中治療医学会雑誌. 2017；24（Suppl2）：S1-232. 日本救急医学会雑誌. 2017；28（S1）：S1-232. （日本集中治療医学会雑誌版）[http://www.jsicm.org/pdf/jjsicm24Suppl2.pdf]
2) 日本腎臓学会・日本医学放射線学会・日本循環器学会, 編著：腎障害患者におけるヨード造影剤使用に関するガイドライン2012. 東京医学社, 2012, p42. [http://www.j-circ.or.jp/guideline/pdf/2012iodine_contrast.pdf]

3 | 若い女性にCTを撮像してよいか？

Q 若い女性が腹痛を訴えて来院したのですが，CTを撮ってよいか悩みます。

A CTは発明した人がノーベル賞をもらったくらい素晴らしい発明で，病気の診断に欠かせないものとなっています。救急外来に来られた人もCTをよく撮影されています。しかし，CTは放射線を使って画像を作りますので，放射線被曝という問題があります。救急外来には若い女性もときどき来られますので，不妊にならないか？もし妊娠していたらどうするのか？という心配は，患者さんはもちろん，医師にとっても大切な問題です。今回はこれについて考えてみましょう。

■ 不妊の原因になるか？

「日本放射線科専門医会・医会（JCR）」のホームページ[1]によれば，放射線を浴びたとして不妊になるためには，2,500mGyくらい必要だそうです。卵巣に対して線量が一番多い骨盤CTは1回25mGyですので，100回撮影しなければ不妊にはならないということです。よって1回撮像するのは問題ありません。もちろんCTを撮って不妊になったり，胎児に影響が出る可能性はゼロではありませんが，診断がきちんとできなくて，腹膜炎などで癒着を起こした場合，それも不妊の原因になります。重大な病気を見逃せば，不妊どころか

命の危険もあります。

■ 胎児への影響は？

「もし妊娠していたらどうするのか？」というように思うかもしれ
ませんが，ほとんど影響は認めていません。**表1**は「産婦人科診療
ガイドライン─産科編2017」[2]からの引用です。

表1 ◉ 妊娠中の放射線被曝の胎児への影響についての説明は？

1. 胎児への影響は妊娠時期により異なるため，被曝時期を医学的
   に確認する。さら に被曝線量を推定したうえで，その影響に
   ついて説明する。(A)
2. 受精後10日までの被曝では奇形発生率の上昇はないと説明す
   る。(B)
3. 受精後11日～妊娠10週での胎児被曝は奇形を誘発する可能
   性があるが，「50mGy未満被曝量では奇形発生率を上昇させ
   ない」と説明する (B)。
4. 妊娠9～26週では中枢神経障害を起こす可能性があるが，
   100mGy未満では影響しないと説明する。(B)
5. 10mGyの放射線被曝は，小児癌の発症頻度をわずかに上昇さ
   せるが，個人レベルでの発癌リスクは低いと説明する。(C)

(文献2より引用)

■ 診断の精度は？

腹部エコーは，やる人によって精度がかなり違いますので，エコー
の腕を磨いておくのはもちろんです。エコーは腸管ガスが多かった
り，太っていたりしても見えにくくなります。盲腸の後ろに虫垂が
位置している場合も，エコーでは非常に見えにくいです。

一方，CTはガスに影響を受けませんし，客観的に画像が見られま

す。CTが診断に非常に役立つということに，異論のある人はいないでしょう。必要と思えば若い女性でもCTを撮りましょう。

👆 **まとめ**

> 若い女性であっても，必要と判断したら躊躇なくCTをオーダーしましょう。

●文　献

1) 加治屋より子：女性医師のためのコミュニケーションスペース「医療従事者の妊娠と放射線防護について」. 日本放射線科専門医会・医会（JCR）.
[http://www.jcr.or.jp/woman/Protection/protect.html]
2) 日本産科婦人科学会・日本産婦人科医会, 編：産婦人科診療ガイドライン―産科編2017. 日本産科婦人科学会, 2017, p67.

4 | 造影剤アレルギーの人に造影をすべきか？

Q 造影剤アレルギーの人に造影CTなどを行いたいと思ったときに，どうしたらいいでしょうか？

A 造影剤を使おうと思うと，意外に造影剤は使えないんですという人がいたりします。しかし，造影をしないと診断ができない場合も結構あります。造影剤アレルギーがあるという人に検査をしたいと思った場合には，以下のような対応が考えられます。

(1) 単純CTだけを行う。

単純CTは，私服姿の演歌歌手みたいなものです。よほど有名な人でなければ，街で普段着の演歌歌手の人と会っても誰だかわからないでしょう。しかし，我々プロは，それでも診断できるように努力しましょう！ 単純CTだけでも。

(2) 別の画像診断を行う。

エコーやMRIなどがありますが，やはりCTの有用性にはかないませんね。

(3) 対策をした上で造影を行う。

ここでは3つめの対策について考えます。

造影剤のアレルギーは，単純なアレルギーではありません。また，造影剤アレルギーではなく，精神的な問題だったり，造影剤が注入

されるときの痛みのための迷走神経反射だったりするかもしれません。その場合には心配なく造影剤を使用できますが，造影剤アレルギーがないと確信できませんから，やはり対策が必要です。

対策としては，以下の3つがあります。

- 何も前処置をせず，急変に備える（毎回アレルギー反応が起こる訳ではないので，これもありです）
- ステロイド薬を用いる
- 抗ヒスタミン剤を用いる

後者2つについて解説します。UpToDate®「Immediate hypersensitivity reactions to radiocontrast media：Prevention of recurrent reactions（造影剤に対する即時型過敏反応：再発の予防）」からです[1]。

ステロイド薬

プレドニゾロンを50mg経口投与（検査の13，7，1時間前に），小児なら1回0.5〜0.7mg/kgで50mgを超えない量で内服してもらいます。経口ができなければ，メチルプレドニゾロン（メドロール®）を40mg同じ間隔で静注します。小児は0.5mg/kgで40mgを超えない量です。

「緊急時は検査まで4時間ごと」とありますが……今撮りたいという場合には4時間ごとには使えませんね。

抗ヒスタミン剤（H$_1$ブロッカー）

ジフェンヒドラミン（レスタミン®）を検査1時間前に経口か静注します（成人は50mg，小児は1.25mg/kgで50mgを超えない量）。他の抗ヒスタミン薬は検討されていないそうです。

H₂ブロッカーを追加することには議論があり，ルーチンに投与する必要はないそうです。

あとトリビアみたいな話ですが，造影剤の種類を変える方法があります。MRI用の造影剤を用いてもよいそうです。が，どのぐらいの量を用いるべきかはよくわかっていないそうです。

造影剤アレルギーは怖いですが，単純CTだけを行って誤診するのも怖いです。どうしても造影剤が必要か？　それとも別の方法で診断可能か？　経過観察入院で様子を診るか？　救急医としての判断が問われる場面ですね。

まとめ

造影剤が必要と判断したのなら，対策を行った上で造影しましょう。

● 文　献

1) Hong SJ, et al:Immediate hypersensitivity reactions to radiocontrast media:Preventions of recurrent reactions. Adkinson NF Jr, ed. UpToDate. Waltham, MA:UpToDate Inc. http://www.uptodate.com (Accessed on December 26, 2017.)

5 | 出血性ショックのときに造影CTを撮像してもよいのか？

Q 出血などで腎前性腎不全になっている患者さんに，造影を行ってもよいのでしょうか？

A 緊急事態で造影CTが絶対的禁忌な病態はありません。だから造影CTが必要だと思ったら造影しましょう。反論は多くあると思いますが，以下にその理由を述べます。

まず，医者は患者さんを助けるためであれば，法律上は何をしてもよいです。医師法には，禁忌の患者に禁忌の治療をしてはいけないとは書かれていません。

昔読んだ雑誌に，全身麻酔を行う場合，マスキュラックス®アレルギーの患者さんであっても，スキサメトニウムは使わず，マスキュラックス®を使うと書いていた先生がいました。うん，そうです。「それでも必要なんだ！」と言うのですから。起こりうる不利益に対する対策も当然とる訳ですから。一体誰が反論できるのでしょう？どうしてもCTが必要であると思えば，撮るべきでしょう。私はほぼルーチンに造影をしていますが，たとえば単純CTだけとりあえず撮って，それから考えてもよいでしょう。どちらにしても，造影CTをしなければならないと思ったら，やるべきです。造影しないと診断できない病態を疑っている訳ですから。脾臓や腎臓に梗塞が起こっていると思えば，造影しないとわかりません（MRIで鑑別できるのかもしれませんが，不勉強でよく知りません）。心臓外科の先

生に大動脈の解離では？と相談すると，「造影しないとわからないから，ショックがあろうと撮像する」と言われます。心筋梗塞だと疑われれば，造影剤が禁忌であろうがカテーテル検査をするでしょう。そういうことです。

ショックがあった場合でも，ショックだけで他に問題がないときと，何もないときと，腎臓に対する副作用の頻度は変わりないようです。もちろんですが，大量出血でショック状態なのに輸液をしないということはありませんので，輸液をしっかり行ってから検査です。ショック状態のままCTを撮像することはまずありません。図1で，5ポイント加算される低血圧の定義は，収縮期圧が80未満で，検査前24時間以内にIABPが必要だったか，1時間以内に昇圧薬が必要だった場合とあります[1]。出血性ショックで輸液をして血圧が85……という人は加算されません（もちろん，そんな人にCTを撮像しませんが）。よって多くの人は造影剤腎症のリスクは低く造影CTを躊躇する必要はありません。

文献にもありますが，単純CTしか撮らないということを否定するつもりはありません。

造影剤ガイドライン2012[2]には，PCIの前に生理食塩水を投与すると造影剤腎症が1.8％，PCIの後に投与すると21.8％だったと書かれています。絶対リスク減少は20％で，NNT*は5です。輸液は必ずしましょう！

＊：NNT（number needed to treat）
NNTが5ということは5人の人にこの介入を行うと1人に意味があるということです。たとえば，何もしないと40％の人が死亡するが，あることをすると20％に減る場合，20％減ったということで，NNT = 100/20 = 5と

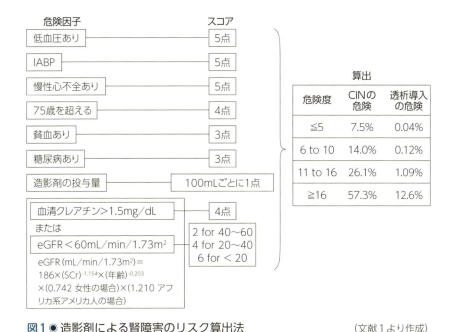

図1●造影剤による腎障害のリスク算出法　　　　　　　　（文献1より作成）

計算します。NNTが100以下なら，まあ意味のある治療といわれています。つまり1％よいことがあれば意味があるとされているということです。

> **まとめ**
>
> 出血性ショックがあっても，ショックの対応をしながら造影CTを撮ってよいです。

●文　献

1) Mehran R, et al：A simple risk score for prediction of contrast-induced nephropathy after percutaneous coronary intervention：development and initial validation. J Am Coll Cardiol. 2004；44(7)：1393-9.

2) 日本腎臓学会・日本医学放射線学会・日本循環器学会, 編著：腎障害患者におけるヨード造影剤使用に関するガイドライン2012. 東京医学社, 2012. p50-1. [http://www.j-circ.or.jp/guideline/pdf/2012iodine_contrast.pdf]

コラム② 将来の夢がない人へ

学生さんや研修医の先生に「将来は何科に進むの？」と聞くと、「すみません。まだ決めていません」と言う人がいます。そんな人に私はこう言っています。「すみません、と言う必要はないですよ。決まっていないのが普通だし、良いことだと思います」と。

診療科とは何でしょう？　我々が勝手につくったものです。患者さんは、最初から外科で診てもらいたいとか、腎臓内科で診てもらいたいとかの希望はたぶんありません。自分の身体に起こっている問題を解決してほしいだけです。たとえば、頭をぶつけたから、これは脳外科が専門だと知っているので、脳外科を希望するだけです。頭部外傷に詳しい医師であれば、誰でもよいはずです。

最近は診療科1つで患者さんの問題をカバーできなくなっています。交通事故1つをとっても、頭しか怪我をしないという人は少なく、首も痛めて腹部も打撲したなんて人はざらです。では、何科が担当するのか？ということで、もめることがあります。進みたい診療科が決められないという人は、医療を真剣に見ている人だと言えるのではないでしょうか。

一方、自分が進みたい専門科が決まっていると、それ以外のことに興味を示さないという人がいます。麻酔科に行きたいと決めていると、「肺炎の治療はしないから興味はない」と言って、きちんと勉強しないとか、「自分は内科医になるから手術は見学しない」とか。これは非常にもったいないし、様々な身体の異常をみてもらいたい

という今の国民が希望していることに反しています。また，他科のことが，いつ自分の専門に役立つかわかりません。いろいろなことに興味を持っているほうが，役立つことは多いのです。しかし，科が決まっていると，勉強しなくなってしまいます。それであれば科は決めないほうがよいでしょう。

科を決めないことで一番よいのは，多くの先輩が飲みに連れて行ってくれることです。どこの診療科も人が足りませんから，「ぜひ，うちに来てほしい！」と食事や飲み会に誘ってくれます。無料で食事やお酒が頂けるのはもちろんよいですが，教科書では学べない，いろいろなことが直接聞けます。

ちなみに，私はどうやって科を決めたかというと，私の研修医時代の上司が毎日飲みに連れて行ってくれたからです。学生時代に外科系がよいな，と思ってはいましたが。僕の上司も内科医志望だったのに，外科医が足りなくなって「半年でもいいから手伝って欲しい」と言われて，そのまま外科になったとか，循環器内科をしていたのに，ある病院で外科医の手伝いをしたら，その手術に感動して外科医になったとか，いろいろな人がいました。

柔軟な心で医療の現場を見て，本当にやりたいこと，必要とされていることを見つけて頂ければ，そして私がそのお手伝いを少しでもできればうれしいです。

6 | 血糖をどのスピッツで測定するか？

Q 救急外来で血糖はどうやって測ったらよいでしょうか？

A 救急外来でのフルセット採血は，血算，生化学，凝固，BNPの4本です。血算はCBC（complete blood count）と呼ばれることもあります。BNPはB7というスピッツで採血します。「4本採血して下さい」などと看護師さんにお願いします。

これに血糖を追加して，「5本で」という人がいます。研修医の先生は，指導医が誰かによって採血を4本か5本か変えなければいけないので大変です。お疲れ様です。

さて，血糖は本当に血糖専用のスピッツで採血しなければいけないのでしょうか？

結論から先に言えば，血糖のスピッツは救急外来には不要です。いろいろなご意見があると思いますが，私の意見を書きます。

■ 経費削減になる

生化学のスピッツで血清血糖をオーダーすれば，普通に血糖の検査が行えます。血糖の灰色のスピッツがどうしても必要な場合にのみ血糖専用のスピッツを使いましょう。資料[1]によれば，血糖の灰色のスピッツは100本で3,650円だそうですから，1本当たり36.5円です。1人くらいは大したことないでしょうが，月に300台救急車が

来る病院では，血糖専用スピッツを廃止して血糖を血清血糖にすれば，1カ月当たり10,950円の節約になります。1万円くらい大したことないじゃないかといえば，そうかもしれませんが，月に300本のスピッツを節約すれば，医療廃棄物も少しは減ると思います。スピッツを売っている会社の人は，血糖は専用のスピッツで測定して欲しいでしょうが。

■ 迅速に知りたければ1分で結果が出る

「血清血糖だと血糖の結果が単独で出ず，他の生化学検査と結果報告が一緒になりますので結果が出るのが遅くなります」と臨床検査技師さんから言われたことがありますが，血糖を早く知りたければ簡易測定器を使用すれば採血の検体が検査室に行く前に結果が出ますので大丈夫です。

採血量をできるだけ少なくしたい（採血による貧血を防ぎたい）小児科などでも，至急で血清血糖をオーダーして血糖のスピッツは使いません。灰色のスピッツには解糖阻止剤が入っています。血液中の細胞が，スピッツ内で糖を分解することにより，体内の値より低い結果が出てしまうのを防ぐ役割があります。しかし，救急外来では採血を至急で出しますので，細胞が糖を分解する，しないを考える必要はあまりありません。

■ 正確に血糖値を出す必要はない

「血清血糖と普通の血糖だと値に差が出るから」と言う人がいます。入院後の血糖と入院時の血糖の測定法が違うと比較ができないというのです。そうかもしれませんが，血糖値ってそんな一定の物なのでしょうか？　そして，たとえば血糖が120mg/dLと125mg/dLで

は，大きな治療の差が出るのでしょうか？　少なくとも緊急時には
その差は重要ではないでしょう。

また，精度管理といって，血糖が100mg/dLという溶液をつくって，
それをたとえば1,000回測ったら，結果は100mg/dLばかりなのでし
ょうか？　たとえば，95mg/dLから105mg/dLの間になるというく
らいの精度であれば，血清血糖と差があってもよいのではないでしょ
うか？　調べてみたら，血糖値が低濃度では±1mg/dL程度，高濃度
では±2mg/dL程度の値の差があってよいそうです。また血糖の測
定部位によってなんと50mg/dLもの差が出ることがあるそうです。

■ HbA1cも測れる

必要であれば，血算のスピッツでHbA1cが測れます。HbA1cを測
定したいからという理由で，灰色のスピッツに血液を入れる必要は
ありません。そして比較や精度の問題も血糖と同じです。

もちろん，大人であればスピッツ1本に入れる血液量は大したもの
ではないし，36.5円？　いいじゃない，節約したって自分の給料が
増えるわけじゃないんだし……と思うのであれば，血糖の採血を灰
色のスピッツで行ってもよいです。

> **まとめ**
>
> 緊急時の血糖測定では血清血糖をオーダーすることも考えて
> みましょう。

●文　献

1）日本BD（日本ベクトン・ディッキンソン株式会社）：BD採血製品希望小売価格表.
[http://www.bdj.co.jp/pas/products/catalog/hkdqj200000853od-att/62-003-12.pdf]

7 低体温時に血液ガスデータは補正すべきか？

Q 血液ガスデータは体温で補正すべきなのですか？

A 血液ガスデータの結果は患者さんの体温が37℃と仮定して結果を出しているようです。普通の患者さんなら誤差の範囲と考えて解釈してよいのでしょうが，異常に体温が高い，あるいは低い患者さんでは，患者さんの身体の中の値に違いが出るのではないかと思います。たとえば低体温の患者さんを担当した場合，血液ガスをどう解釈したらよいかということを調べてみました。

体温30度の患者さんの血液ガスデータが以下のような値だったとします。

体温	30℃
pH	7.499
PaCO$_2$	32.4mmHg
PaO$_2$	91.9mmHg

「ヒトの血液は温度が1℃低下するごとにpHは0.015上昇し，アルカローシスに傾く方向にある」[1] そうです。患者さんの体温は，血液ガスデータ測定における正常体温の37℃から7℃低下していますから，pHは0.015×7＝0.105上昇して，7.505程度になると思われ

ます。よって，この患者さんのデータは正常値であると考えること
ができます。

このように，低体温の患者さんの血液ガスデータを補正して管理す
る方法をpH-stat法と言います。

また，データとして出された結果をそのまま解釈して治療をする方
法をalpha-stat法と言います。「この患者さんは過換気になってい
るので，換気量を減らしてみよう！」というような管理法です。

alpha-stat法とpH-stat法のどちらが良いのかというと，中等度の低
体温であれば，補正をしないalpha-stat法のほうがよいそうです[1]。
いろいろ議論があるようですが，通常は補正をしないで，そのまま
解釈して治療をしてよいということです。良かったです！

まとめ

低体温や高体温の患者さんでも，血液ガスデータはそのまま
解釈して治療をして構いません。

●文　献

1)　木村龍範：低体温体外循環時のpH-stat管理とalpha-stat管理．体外循環技術．
　　1994；20(2)7-10.

8 インフルエンザの検査が陰性だったら，明日再検査すべきなのか？

Q インフルエンザを疑う患者さんが来られて，迅速検査が陰性だったのですが，明日再診してもらって再度検査したほうがよいのでしょうか？

A 冬になるとインフルエンザの患者さんが増えてきますね。当直のときなど，発熱があるほとんどの人に検査をし，結果が陰性の人に対して，「偽陰性かもしれないので，明日の朝また検査をしに来て下さい」と言うことがあります。時間外に来院された患者さんに翌朝再診してもらうのは必要なことだと考えますが，「再検査」をしに，と言うのはどうなのでしょうか。答えは出ず，難しい問題ですが，私は必要ないと思います。いろいろともめる要因を書いてみます。

■ 1度インフルエンザの検査をしたのに再度検査が必要か？

インフルエンザの発症早期には，インフルエンザの検査が陰性（偽陰性）となる可能性があるので，時間を置いて再検査が必要だという意見があります。
つまり，インフルエンザであると検査で決定しなければならないという訳です。
しかし，「医師が診断をする場合，検査を必ずしなくてはならない」という法律はありません。医師がインフルエンザだろうと思うだけで薬を出しても問題ありません。医師はそれだけすごい資格なのです。実際に検査の正確度と医師の勘（？）の正確度の比較をしても，

41

そう変わらないのではないでしょうか。

■ インフルエンザと診断したら，必ずインフルエンザの薬を出さ
なければならないのか？

インフルエンザは日頃健康な人なら多くは何もしなくても治ります。薬を使ったとしても，有症状の期間が1日未満（半日もないという文献もありました）短くなるだけ（半日も短くなるという言い方もできますが）です。人にインフルエンザをうつすとか，うつさないとかにはそれほど影響はないらしいです。よって薬はいらないのではないかと思います。タミフルは世界中の生産量の8割を日本で消費しているらしいですが，多くの欧米人がインフルエンザで亡くなり，日本では亡くなっていないかと言えば，それほどの違いはありません。

■ インフルエンザの検査が陽性でなければ，インフルエンザの薬
を出してはいけないのか？

検査が陽性であっても，診断は100％ではありません。日本はよい国で，まったく無効な抗菌薬を風邪の患者さんに出しても保険が通る（つまり国が認めている）国です。インフルエンザではないかもしれないが……，というレベルでもインフルエンザの薬を出してもよいのではないでしょうか？

よって，「今は熱が出てから数時間しかたっていないから，インフルエンザの検査が偽陰性かもしれませんので，明日また検査に来て下さい」と言う必要はないのではないでしょうか？　今の時点でインフルエンザの可能性が高ければ，薬を出してもよいし，出さなく

てもよいし，どうしても気になるという人だけ明日再検査とするのが，休日や夜間の救急外来を少しでも平和にし，医療経済の負担も減らす1つの方法ではないでしょうか。

まとめ

インフルエンザを疑ったら，薬を出すか出さないか等の判断を明日に延ばすのではなく，今判断しましょう。

9 尿道カテーテル挿入中の尿検査は必要か？

Q 尿道カテーテルが入れられた患者さんの尿検査に意味はあるのでしょうか？

A 尿道カテーテルが入っている患者さんは，尿が汚いことが多いので，尿検査をしても意味はなさそうですが，どうなのでしょうか。以下のUpToDate®に掲載されている「Catheter-associated urinary tract infection in adults（成人における尿道カテーテル関連尿路感染）」という文献[1]にはだいたいこんなことが書かれています。

> 尿カテーテルが挿入されている患者では，無症候性細菌尿がよく認められ，それを治療しても患者さんに利益はあまりないため，カテーテル挿入中の患者さんに，検尿をルーチンに行ったり，細菌尿があるからという理由だけで抗菌薬を投与したりする必要はありません。しかし，妊娠中の患者さんや，粘膜出血を伴う泌尿器科処置が予定されている患者さんでは，細菌尿のリスクが高いので，評価が必要になるかもしれません。

つまり，カテーテルを留置している患者では，症状がなければ尿検査はしない，症状がなくても妊娠女性や手術前であれば必ず尿検査を行うという方針が良いでしょう。

よって，尿路感染が疑われる症状があれば尿検査をし，尿中白血球が上昇したり，細菌尿が認められれば，尿路感染としてよいの

でしょうね。

モテモテのイケメンの携帯電話には女性のメアドなどがたくさん登録されているのが普通で，登録の数がすごく多くても，目の前でいくつか削除させても，予後（結婚に至ったり，別れたり，二股をかけられたり）との関連はない。よって，いくつかの例外を除き，浮気をしているかもしれないと疑ってルーチンにアドレス帳を調べる意味はない。

が，浮気を強く疑った場合，婚約をする前には，調べてもよい。しかし，その解釈には注意が必要である。……ということですね。

まとめ

> 尿道カテーテル挿入中の患者さんに尿路感染症を疑う症状を認めた場合にのみ，尿検査をしましょう。また，その解釈は難しいことを認識しておきましょう。

●文　献

1) Fekete T:Catheter-associated urinary tract infection in adults. Calderwood SB, ed. UpToDate. Waltham, MA:UpToDate Inc. http://www.uptodate.com (Accessed on December 26, 2017.)

10 | アルブミン値が0.1g/dL上昇して いたら意味があるのか？

Q

受け持ち患者さんのアルブミン値が1週間前より0.1g/dL上昇し ていたのですが，栄養状態が改善したと考えてよいのでしょうか？

A

病院ではいろいろな検査をします。一番わかりやすいのが血液検査 です。数字で出て，正常値が横に書かれていますから，異常かどう かすぐにわかります。しかし，実はいろいろと難しいのです。

まず正常値は，その範囲でないとダメかというと，そうではないの です。正常値は，健康な人の95％くらいが入る範囲という意味で す。よって，健康な人でも高くなる人が2.5％くらい，低くなる人 が2.5％くらいいます。正常値だから健康だとも言えません。病気 でも正常値の場合があります。

また，たとえば，「AKB」という酵素が48mg/dLという液体を作 った場合，100回検査したら，毎回48mg/dLと出るかといえば， あるときは46かもしれないし，50かもしれません。そういうもの をできるだけ少なくすることを「精度管理」と言います。詳しくは 文献[1]をご覧下さい。

先日，研修医の先生と一緒に診療していた患者さんのアルブミン値 が，1週間前より0.1g/dL上昇していました。これは意味があるの でしょうか？

さっそく検査室に行ってアルブミン値（ついでにBUNとナトリウムも）の誤差はどのくらいですか？　と聞きました。本当はかわいい検査技師さんの顔を見に行っただけなんて言えませんが……。結果は以下の通りです。

> BUN：0.1mg/dL，ナトリウム：1～2mEq/L
> アルブミン：0.01g/dL

何とアルブミンの正確なことよ！　よって，アルブミン値が0.1g/dL上昇したというのは明らかに誤差を超えています。が，アルブミンが0.1g/dL上昇してもあまり栄養状態が良くなったとは言えませんし，脱水になっても上がりますし，検査データの解釈は難しいですね。

ただ，毎週アルブミン値が0.1g/dLずつ上がっているという患者さんがいれば，たぶん，アルブミンは本当に上昇してきており，栄養状態は改善してきていると考えてよいでしょう。プレアルブミン等のRTP（rapid turnover protein，　半減期の短い急性期蛋白）とかも測ればよりわかるでしょうが。

まとめ

> 精度管理を考えれば，0.1g/dLの上昇は意味がありますが，臨床上意味があるかどうかは場合によるでしょう。

● 文　献

1)　日本衛生検査所協会：臨床検査とは「精度管理をご存じですか？」
　　[http://www.jrcla.or.jp/atoz/wexm_05.html]

11 偽性低血小板血症とは？

Q 血小板が低い人がいて，指導医に相談したら，「あることをして
から出直してこい！」と言われました。あることって何ですか？

A 血液検査に限らず，おかしな値が出たときどう対応するか……とい
うお話です。

まず検査をする前には，だいたいどんな結果が出るか予想しなけれ
ばなりません。女性にアタックするときもOKがもらえると思って
行うのと同じです。診察をして，たぶん正常だろう……（正常なの
になぜ検査をするのか？という突っ込みは抜きにして）と思ってい
るからこそ，異常があればアレ！？と思うわけです。
今回は血小板についてです。特に症状もないのに，血小板が低い人
がいたら，アレ！？と思いますよね。

まずは，我々がミスをしていないかを考えます。患者さん違い（別
の人の検体を検査してしまったとか，違う人のカルテを開いている
とか……），検査のテクニカルエラーなどを疑います。

CBC（と呼ばれる血液検査）で使用する細胞数を測る機械は，細胞
の大きさで赤血球，白血球，血小板を区別しています。血液が固ま
ってしまったり，EDTA（検査のために入っている抗凝固剤）によ
って血小板が凝集してしまったりした場合には，血小板ではなく，

白血球（時には赤血球のこともあるのでしょうか）と間違えられてしまいます。

多くの病院では，血小板が低い場合には，検査技師さんが顕微鏡で見てくれますからどういう異常かはすぐわかりますが，血液内科の先生に，「血小板が低い患者さんがいます！」と相談する前に，再検査スピッツで採血をしましょう。

ヘパリンが最も抗凝固薬として理想的（検査のための）なのですが，EDTAのほうが安いからという理由で，一般的にはCBCは抗凝固薬としてEDTAが入っている紫のスピッツに入れます。白血球の周りに血小板がくっつく衛星現象というものもあるらしいのですが，今回は省略します。

UpToDate®「Approach to the adult patient with unexplained thrombocytopenia（原因不明の血小板減少症を有する成人に対するアプローチ）」[1]によれば，EDTAによる血小板凝集が起こる人は0.1％程度いるそうです。

クエン酸は細胞が大きくなってしまう[2]ようですね。考えたこともなかったですが，血沈と凝固は同じ抗凝固薬なのですね。血液との比率が違うのですね。

👆 **まとめ**

血小板が低い人を見つけたら，ヘパリン採血も行って，偽性低血小板血症を除外しましょう。

● 文　献 ─────────────────────────────────

1) George JN, et al：Approach to the adult with unexplained thrombo-
   cytopenia. Leung LLK, ed. UpToDate. Waltham, MA：UpToDate Inc.
   http://www.uptodate.com (Accessed on December 26, 2017.)
2) 池田洋一郎：病院実習情報「抗凝固剤の種類」. 池田洋一郎の部屋.
   [http://plaza.umin.ac.jp/~ikeda/anticoagulant.htm]

12 | 経鼻胃管の確認はどうすれば？

Q 経管栄養を行おうと経鼻胃管を入れました。担当の看護師さんに
X線写真を指示したら，ここでは行わないことになっていますと
拒否されてしまいました。

A 経鼻胃管を入れるのは割と簡単な処置であり，研修医の先生が行う
ことが多いかもしれません。行った行為はきちんと目的を果たせて
いるかどうかチェックすることが大切です。経鼻胃管に空気を入れ
て，聴診器で音を聞くだけで位置の確認をしている病院があるかも
しれませんが，くれぐれもやめましょう。

以下は「icupearls.org Archive」からの引用です[1]。

> 質問：「Whooshテスト」とは何か？（筆者注：Whooshは音を立
> てて飛ばすという意味だそうです）
>
> 答え：Whooshテストとは，上腹部に聴診器をあて，経鼻胃管に空
> 気を素早く注入するテストである。音が聞こえれば，経鼻胃管は胃
> に入っている可能性があり，音が聞こえなければ別の場所（肺や食
> 道，咽頭など）にあることが考えられる。

……こういう感じの確認法です。しかし，この方法は危ないです！

UpToDate®「Nasogastric and nasoenteric tubes（経鼻胃管と経鼻腸管）」[2]には，栄養剤や薬剤をチューブから投与する前に，必ずX線で経腸栄養チューブの位置を確認すべきであると書かれています。チューブの位置異常（屈曲していたり気管支へ入ってしまう）は，稀ではなく，重篤な合併症を引き起こすので注意が必要です。

経鼻胃管の位置確認のためにX線をオーダーすると「え〜，X線を撮るんですか〜？」と言う人がいますが，胸痛があったら心電図を撮らない人はいないと思いますし，突然意識がなくなって血糖値が正常であれば，CTやMRIを考えない人はいないでしょう。CVを入れたらX線を撮らない人はいないでしょうし……それと同じで経鼻胃管を入れたらX線を撮るようにしたいですね。

チューブを何度も抜かれて，何度も再挿入……という人でも，私はX線を撮るべきだと思います。何度も抜く人は，そもそも経鼻胃管の適応ではないと思います。でも現場はいろいろです。療養型の病棟で，保険点数の関係でX線を頻繁に撮像することができないとか，夜間休日は診療放射線技師さんがいないとか，そういう事情はわかりますが，患者さんの肺に栄養剤を入れてしまって，患者さんを死なせてしまったらどうするのか……答えは決まってくるのではないでしょうか。

まとめ

経鼻胃管を入れたら必ずX線で確認しましょう。

●文 献

1) www.icupearls.org：What is "Whoosh test?" icupearls. org Archive. August 31, 2012.
   [http://icuroom-futurearchive2.blogspot.jp/2012/08/q-what-is-whoosh-test-answer-whoosh.html]
2) Hodin RA, et al：Nasogastric and nasoenteric tubes. Sanfey H, ed. UpToDate. Waltham, MA：UpToDate Inc. http://www.uptodate.com (Accessed on December 26, 2017.)

13 | 感度と特異度はどちらを優先？

Q 感度の高い検査と特異度の高い検査と，どちらを優先したらよいのですか？

A ある講習会で印象に残った言葉があります。それは，救急の現場では特異度の高い所見を見つけるべきで，それこそが次の行動を教えてくれるというものでした。感度が高い所見があれば否定はできますが，次の行動にはつながりません〔急性虫垂炎だ（特異度高い）とわかれば手術へと動き出せますが，急性虫垂炎ではない（感度高い）とわかってもどうしてよいかはわかりません〕。確かに……。

感度とは，病気がある人を病気があると診断する割合で，特異度は病気がない人を病気ではないと診断する割合です。感度が高い検査は，病気がないという結果（陰性）であった場合に，その病気である可能性が非常に低いので，否定に使えます。特異度の高い検査は，逆にその検査が，その病気であるという結果（陽性）のときに，その病気である可能性が非常に高いです。

感度100％，特異度50％という検査は，結構よい検査に思えますが，たとえば「女性であれば妊娠している」というのと一緒だそうです。「え〜？」と思う方は**表1**をご覧下さい。

表1 ● 「女性ならば妊娠している」という検査の感度・特異度

	実際に妊娠している	妊娠していない	合計
検査で妊娠していると判断	1	4,999	5,000
男性	0	5,000	5,000

妊娠している人の割合は適当です。

確かに男性であれば絶対に妊娠しませんから，感度は100％です。（実際に妊娠している人の中で，検査で妊娠していると判定した割合なので，$1 \div 1 = 100$％）

これくらいの発症頻度であれば，特異度は50％ですね（実際に妊娠していない人の中で，検査で妊娠していないと判断した割合なので，$5,000 \div 9,999 \div 50$％）。でも，この検査をやって，もし女性だったら妊娠しているかと言えば，全然そう言えませんね。

心筋梗塞に対しては，トロポニンが高い特異度を持つのですが，ラピチェック®（こちらは感度が高い）しか測らない先生もいます。現場はいろいろですね。

まとめ

現場はいろいろですが，感度と特異度をだいたい把握しておき，できれば特異度の高い所見を見つけましょう。

14 | 「俺は膵炎だ」と言いはる患者さんが？

Q 患者さんが「俺は膵炎だから強い痛み止めを打ってくれ」と言って来院しているのですが，どうしたらよいでしょうか？

A 知識というのは人を救ったり，良いことに使うのが正しいですが，悪いことに使う人もいます。逆に言えば，こんな風に悪く使われるんだ……と知っておくことも必要ですね。

たとえば，「糖尿病なんだけど，保険に入るときに内緒にしておきたいから，尿検査で尿糖がプラスにならないようにしたい！」と言う人は，検査前にコンビニで飲み物を買って下さい。糖が入っていないほうがよいでしょうから，お茶にしましょう。

その直後に尿検査をすれば，尿糖が陽性にならない可能性があります。偽陰性というものです。ビタミンCなどの還元剤の影響で尿糖が+になりません。現在売られている飲料は，まずビタミンCなどが含まれていますから。逆に病院では，「何も食べないようにして下さいね！」ではダメで，「水道水以外は飲まずに来て下さい」と言わなければなりません。そうしないとお茶なら糖が入っていないからよいだろうとペットボトル入りのお茶を飲んできてしまう人がいますので。でも文献によれば，普通の量なら問題にならないとあります[1]。

話がそれましたが，もし自分は膵炎であると診断してもらいたいと

きがあったとします。どうしますか？

「俺は膵炎だ！」と言いたいときは，たぶん麻薬などの痛み止め中毒のときです。通常麻薬が欲しいときは高いお金を出して買うか，病院でもらうしかありません。病院ではもちろん病気でなければ使ってもらえません！

麻薬は簡単に使ってもらえません。よって検査をします。ACCR（amylase creatinine clearance ratio，アミラーゼ・クレアチニン・クリアランス比）という検査です。しない先生がいたら，今から紹介する技は使えませんが。

ACCRは簡単に言えば，通常よりも尿にアミラーゼがたくさん含まれているかどうかを調べる検査です。よって，尿にアミラーゼをたくさん入れたら，ACCRが上昇しており，腹痛もあるから……ということで，厚生労働省の急性膵炎診断基準を満たします。

「痛くてたまらないから，痛み止めを打て！ ACCRが上昇しているじゃないか！」と言えば，打ってもらえるかもしれません。が，「ACCRなんて，こいつ何で知っているんだ？ 俺もさっきまで知らなかったのに……」と疑われるので注意しましょう。

どうするかというと，尿検査は通常自分1人で尿をコップに入れますので，その後，あなたの唾液をコップに垂らしたらよいのです。これであなたも急性膵炎！

しかし，唾液腺由来のアミラーゼと膵臓由来のアミラーゼは区別できますので，そういうのを緊急で検査できる大病院であれば，嘘がばれてしまいますが……。これは留置所では常識らしいです。知らなかった医療従事者の方は覚えておきましょう！

まとめ

医学を悪いことに使う人もいます。だまされないようにしましょう。

●文　献

1)　株式会社シー・アール・シー：よくある検査のご質問「ビタミンＣをどの位服用すると尿検査に影響がでますか？」
[http://www.crc-group.co.jp/crc/q_and_a/57.html]

15 消化管出血患者さんに経鼻胃管を入れるべきか？

Q 消化管出血疑いの患者さんに経鼻胃管を使って診断すべきなのでしょうか？

A 吐血したり下血したりして救急車で来院される患者さんは多いです。初期対応として，以下2つの議論が起こります。

■ 経鼻胃管を入れるべきか？

UpToDate®「Approach to acute upper gastrointestinal bleeding in adults」[1] には胃管を入れたことによる利益を示した研究はないとありますが，消化管出血の患者さんには経鼻胃管を全例入れるべきであるという人もいます。

確実に言えることは，経鼻胃管を入れる目的によるということです。上部消化管出血の診断のために入れるのであればやめましょう。上部消化管出血の診断における経鼻胃管の有用性を調べた文献によれば，感度は42から84％だったそうです[2]。感度が低い検査は，除外診断に使えません。チューブを入れて血が引けなかったら胃カメラをやらないという方針であれば，経鼻胃管を入れないほうがよいです。胃洗浄をしても胃カメラの見やすさには変わりがなかったという文献もあり[3]，私は入れるべきでないと習いました。胃カメラがすぐできない場合で，それまでに胃内容を除いておこう

という目的であれば許容されると思いますが，誤嚥や食道静脈瘤があった場合に出血させる危険性などを考慮しておく必要があります。胃洗浄をしても胃カメラの見やすさには変わりがなかったという文献もあり，私は入れるべきでないと習いました。

■ 内視鏡をすべきか？　するならば上部からか？　下部からか？

ショックになるほど大量に出血するのは上部が多いので，危険な上部から調べます。バイタルが正常だから，下血の量が少ないから，血液検査で貧血がないから……。いずれも胃カメラをしないのに十分な理由とはなりません。詳細は省きますが，仰臥位では，2L以上の出血がないと健康な人ならバイタルサインに異常は出ませんし，下血していなくても胃の中は血だらけかもしれませんし，急性期の血液検査はあてになりません。

消化性潰瘍診療ガイドライン2015（改訂第2版）[4]CQ1-1には「出血性消化性潰瘍に対する内視鏡的治療は薬物治療単独に比べて初回止血・再出血の予防が良好で，緊急手術への移行・死亡率を減少させるため，行うように推奨する」とあり，治療のためにも胃カメラをした方が良いとされています。

結局，経鼻胃管はあまり入れる必要がなさそうです。少なくとも除外診断目的で入れるのはやめましょう！　消化管出血を疑ったら胃カメラをしましょう！

まとめ

消化管出血の診断に経鼻胃管を用いるのはやめましょう。

●文　献

1) Saltzman JR, et al:Approach to acute upper gastrointestinal bleeding in adults. Feldman M, ed. UpToDate. Waltham, MA:UpToDate Inc. http://www.uptodate.com (Accessed on December 26, 2017.)
2) Palamidessi N, et al:Nasogastric aspiration and lavage in emergency department patients with hematochezia or melena without hematemesis. Acad Emerg Med. 2010;17(2):126-32.
3) 佐仲雅樹，他：上部消化管出血に対するスムーズな内視鏡的止血処置のコツ. Gastroenterol Endosc. 2009;51(6):1462-72.
4) 日本消化器病学会：日本消化器病学会消化性潰瘍診療ガイドライン2015. 改訂第2版. 南江堂, 2015, p2.

コラム ③ | 講習会の受講料は高いのか？

　AHA（American Heart Association）のBLS（basic life support）プロバイダーコースは，朝から夕方まで行われ，人形1体につき受講生3名までで，みっちり実習ができます。日本では人形1体にインストラクターが1人つくことが多いと思いますが，それで受講料は1日約2万円です（主催団体により料金は異なります）。テキストは数千円です。交通費とか，事前のいろいろで，まぁ3万円かかると考えてよいでしょう。

　これを受けようと言うと，「そんな高い講習会，無理！」と言う人がいます。高いかどうかは人によりますが，講習会の受講料が高すぎるという人に聞いてみたいです。高すぎるというのは何を根拠におっしゃっているのでしょうか？

　すごく欲しい高級ブランドのバッグがあったとします。超有名デザイナーがデザインしていて，良い材料でつくられていたら，それが何十万円しても欲しければ買いますよね。BLSの受講料が高いと言う人は，つまりはBLSを受けることに意義を感じていないからではないでしょうか？　自分の技術で人が救えるのなら，あるいは知らなかったことで，人を死なせるかもしれないと思えば，数万円くらい安いのではないでしょうか？　「それは仕事のスキルだから職場が出すべきだ」と思う人もいるでしょう。確かに出してくれる職場もありますので，そういう所へ転勤されるとよいと思います。きっとすばらしい病院のはずです。

「講演会を聴くより上司と飲め！」みたいな本を以前読みましたが，それによれば，数時間講演を聴くだけで1万円くらい取られる勉強会があると書かれていました。その本は，その1万円があれば，もっと長い時間，自分の上司からもっと有益な話が聴けるのだから，もし講演会に行くなら1万円の意義のある聴き方をすべきだ，という主張だったのですが。インターネットでいろいろ調べましたが，1泊2日の研修で10万円以上するものがざらにあります。

医療関係の講習だけが高いのではないことが，おわかり頂けると思います。つまりは，講習会を開くにはそのくらいの費用がかかるということです。

それから，講習会のスタッフをすればわかりますが，講習会を開くのはとても大変です。当日だけでなく事前の準備も相当なものです。「休みの日に受講なんて！」とあなたが思うように，スタッフも同じ気持ちです。休日出勤すればもっと給料がもらえるはずなのに，安い謝礼でも学びを広めたいという気持ちで，休みを返上してスタッフになっているのです。その方たちの謝礼も考えれば1日1万円の受講料でも安いくらいです。

医療従事者は特に，学んだことが直接患者さんに役立つことが多いのですから，定期的に講習会を受講すべきだと思います。そこでの人との出会いも貴重な財産となりますし，数万円が安く感じられるはずです。そして安く感じられるような受講の仕方を考えるようにしたいですね。

16 貧血＝鉄剤投与だけで本当によいのか？

Q 貧血がある高齢の患者さんを受け持ったのですが，精査をしたほうがよいのでしょうか？

A 私が受け持った方で，初めて亡くなった患者さんは赤芽球癆という病気の人でした。この病気は，赤血球だけが上手く作られず，貧血になってしまう病気です。貧血に対して輸血が行われるのですが，輸血された血液は，そんなに長く体の中で生きていないので，頻繁に輸血されていました。血液中には鉄がたくさん含まれています。赤血球が壊れると同時に，鉄も体の外に出ればいいのですが，そうはいかず，鉄が体の中にどんどんたまっていきます。そのため，体に鉄が過剰にたまってしまったために起こるヘモクロマトーシスという病気になってしまいました。私が担当させて頂いたのはこの頃です。

デスフェラール®という薬を注射して，鉄分を外に出します。鉄とくっついて尿から外に出る薬です。今は飲み薬もあるのですが，私が研修医の頃はまだ注射薬しかなく，（看護師さんが）患者さんに毎日筋肉注射をするのが大変でした。

この患者さんは，いつもオシャレなパジャマを着ていました。カラオケで「もう恋なんてしない」を歌うと，この患者さんと似たパジャマを着た人が映像に出てくるので，この曲を自分が歌ったり，他の方が歌われると，いつもこの患者さんのことを思い出します。

私はまだ頭が素直なときにこの人と関わったので，鉄の過剰に非常に敏感です。貧血というだけで鉄剤を投与する医師がいますが，私はどうしてもできません。鉄欠乏性貧血かどうかわからないが，フェリチンの結果が出るまで内服するというのであればかまわないと思いますが，フェリチンを測定せず，実は鉄欠乏性貧血ではないのに鉄剤をずっと投与されている患者さんを診ると，とても残念に思います。国家試験に小球性貧血の原因として慢性消耗性疾患に伴う貧血が出てくるのに，忘れてしまったのでしょうか？

また先日は，たまたま挫創で受診された患者さんに軽度貧血があり，フェリチンや葉酸，ビタミンB_{12}などは正常だったのですが，念のため胃カメラをお勧めしたところ，胃悪性リンパ腫だったということがありました。貧血は見逃さずに精査をし，悪性腫瘍などを早期発見することが救急外来でも大切だと思います。

まとめ

血液検査で貧血を認めたら，ちゃんと精査しましょう。

17 | Low T₃症候群とは？

Q

寝たきりの患者さんの採血で甲状腺ホルモンをオーダーしたら，T₃値が低かったのですが，甲状腺ホルモンの投与が必要なのでしょうか？

A

甲状腺ホルモンの測定をし，低値であれば直ちにホルモンの補充を！という治療をしていませんか？　ホルモンが低いのは原因ですか？というのが今回のテーマです。

UpToDate®「Thyroid function in nonthyroidal illness（非甲状腺疾患における甲状腺機能）」には，重症な患者さんの甲状腺機能異常は正常な反応である可能性があり，甲状腺ホルモン投与は有害となるかもしれないとあります[1]。

甲状腺機能異常があるのではないか？と思ったときにはもちろん甲状腺ホルモンを測定しますが，T₃が低かったからといって直ちにホルモン剤の処方をしないようにしなければなりませんね。しかし，Low T₃症候群でも甲状腺ホルモン剤治療が有用だったという報告[2]もありますので難しいですね。

 まとめ

甲状腺機能低下症を見つけたら，専門の先生に相談しましょう。

●文 献────────────────────────

1) Ross DR:Thyroid function in nonthyroidal illeness. Cooper DS, ed. UpToDate. Waltham, MA:UpToDate Inc. http://www.uptodate.com (Accessed on December 26, 2017.)

2) 西野さやか, 他:甲状腺製剤(チラージンS)が奏功した神経性食思不振症の一例. 奈良医誌, 1995;46(6):644-8.

18 | 高ナトリウム血症の対応とは？

Q 高ナトリウム血症の患者さんが来院されました。どう対応したら よいのでしょうか？

A 間違えている人がいますが，ナトリウム濃度はあくまで濃度ですの で，絶対量ではありません。ペットボトルの中に入っているしょっ ぱい飲み物を一口飲んだだけでは，ペットボトルの中にどのくらい 塩が入っているのかはわかりません。同じように血液データだけで は，身体にナトリウムが足りているのか，不足しているのかはわか りません。

ナトリウム濃度は，ナトリウムと水の比率を示すだけです。ナトリ ウムが足りない高ナトリウム血症もあります。その場合には，ナト リウムを点滴しなければなりません。

ナトリウムが足りているかどうかを教えてくれるのは，血液検査で はなく，診察所見だったり，病歴だったり，画像だったりします。 浮腫があって頸静脈も怒張していて，胸水があって……という人の ナトリウムは当然過剰ですが，2日ほど何も食べられなくて，夏の 暑い時期で，尿も全然出ていません……となればナトリウムは足り ません。細かいことは私も知りませんので省略して，救急外来での とりあえずの対応です。

まず，ナトリウムが足りているかどうかをチェックします。血圧が

低くて脈が速ければ足りないはずですから，まず生理食塩水を投与します。乳酸リンゲル液でもよいと思いますが，詳しく書くと長くなるので書きません。私のお勧めは生食です。ナトリウムが多い場合には透析などの対応が必要になるかもしれませんので，専門の先生に相談するのがよいと思います。

ナトリウムが高い場合には，どのくらい水が足りないのかを計算します……と言いたいのですが，とりあえず必要ありません。5％ブドウ糖を体重×2mL／時で開始して下さい。ナトリウムは急激に下げてはいけませんから，少し少なめで点滴すればよいでしょう。

このブドウ糖投与をいつまで続けるかは計算が必要です。患者さんが入院してから計算してもよいですし，主治医になった専門の先生に丸投げしてもよいかもしれません。以下のようにやります。

> 必要水分量＝(Na濃度−140*mEq/L)÷140*mEq/L×体重 (kg)
> ×0.5 (L)　　　　　　　　＊：便宜的に正常値を140とする

水分は体重の0.6くらいですが，高ナトリウム血症のときには，0.5で計算するそうです。どっちみち計算通りにはならないし，過剰な補正はいけませんから，経過を診ながら少なめに行う必要がありますね。

たとえば，ナトリウムが150mEq／Lになっている体重40kgの人が運ばれてきたら，水分は1.42L不足していますから，5％ブドウ糖を1,500mL，時間80mL／時で投与すればよい（維持輸液とは別にです）ということになります。しかし，過剰補正はいけませんので，まぁ，60mL／時とすれば，翌日の同じ時間くらいまで継続ということに

なります。数時間後，あるいは明日の朝の採血結果を見て投与量や速度を調節すればよいでしょう（もちろん重症度によって，もっと頻繁に採血が必要かもしれませんが）。

> **まとめ**
>
> 高ナトリウム血症の患者さんには5%ブドウ糖を体重×2mL/時くらいの速度で投与開始しましょう。いつまでその点滴を続けるかは，ゆっくり計算しましょう。

19 | 抗菌薬を溶かすなら？

Q 抗菌薬をブドウ糖で溶かせという先生がいるのですが，なぜですか？

A 抗菌薬を点滴で投与する場合，生食100mLに解かして投与することが多いと思います。その点滴にナトリウムがどのくらい入っているのか考えたことがありますか？

まず抗菌薬そのものです。抗菌薬はだいたいナトリウム塩です。「●●ナトリウム」という薬品名のことが多いですよね。たとえば，ホスミシン®は1gにつき，ナトリウムが14.4mEq含まれているそうです[1]。ホスミシン®を1日3g投与するとナトリウムが43.2mEq投与されます。

人間が必要とするナトリウム量はだいたい1〜2mEq/kgと言われているので，50〜100mEq程度です。ホスミシン®1gを1日3回点滴する（それも純粋に抗菌薬のみ）だけで1日に必要なナトリウムを入れてしまうのです。

また，これを生食で溶かしたら，さらに15.4×3 = 46.2mEq追加されます。塩分制限が必要な患者さんでは無視できない量です。よって，塩分制限をしたい患者さんでは，抗菌薬はブドウ糖で溶かしたほうがよいです。カテコラミンのワンバッグ製剤はブドウ糖で薄

めてありますが，心機能が悪くて循環動態の悪い患者さんに，できるだけナトリウムを投与しないようにブドウ糖を使っているのだと思います。

まとめ

抗菌薬の投与時にナトリウムがどのくらい投与されるのかを考えましょう。塩分制限をしたい場合には，抗菌薬はブドウ糖で溶解しましょう。

◉文　献

1）　名德倫明：薬剤師が見るNaの役割とポイント．静脈経腸栄養．2009；24(3)：787-92.
[https://www.jstage.jst.go.jp/article/jjspen/24/3/24_3_787/_pdf]

20 鼻血が出ている人の血圧を下げるべきか？

Q 救急外来には「鼻出血が止まらない」と言って来院される人が結構います。大抵は血圧が高いのですが，血圧を下げたほうがよいのでしょうか？

A 鼻出血は大量に出血しているように見えるため，救急車で来院される方も多いです。しかし，鼻出血で死ぬ可能性は非常に少ないです。たくさん出ているように見えますが，実際はそうでもありません。もちろん，大量に出る人は稀ですがおられます。病院へ来て頂くのは全然かまいません。

血が外に出ると大変だということで飲み込んでしまう人もいますが，飲み込んでも出血したことには変わりないので，飲み込まないようにしたほうがよいかもしれません。血液は催吐作用（吐き気をもよおす）がありますので，吐血の原因が鼻出血だったということもあります（スーパードクターKにそんな話がありました）。

さて，今回は「鼻出血のときの高血圧をどうすべきか？」がテーマです。鼻血が出た患者さんの血圧を測ると高くなっていることが多いです。鼻出血をしてびっくりして血圧が高いのか，血圧が高くなったので出血したのか，よくわからないことが多いです。よって，いつものUpToDate® です。

UpToDate®「Approach to the adult with epistaxis（鼻出血を有す

る成人へのアプローチ）」には，血圧を下げることに関する前向き研究がなく，結論を出すことはできないので，高血圧緊急症がない限りは，低血圧が危険なので血圧を下げるべきではないとしています[1]。

血圧が高くてもそれだけなら問題がないことが多いです。hypertensive urgency と言います。確かに血圧が高いと血が止まりにくいかもしれませんが，血圧が下がりすぎると脳梗塞になってしまうかもしれません（血圧を下げる薬を使うと血圧が下がりすぎる可能性があります）。鼻血で死ぬ人は非常に稀ですが，血圧が下がってしまえば脳梗塞になる可能性があり，そのために寝たきりになるほうが重大です。可能性とインパクト（与える影響）を考慮してどちらを選ぶか決めるのが今の医療です。

まとめ

鼻出血時に血圧が高くても，原則血圧は下げないようにしましょう。

●文 献

1) Alter H：Approach to the adult with epistaxis. Wolfson AB, et al, ed. UpToDate. Waltham, MA：UpToDate Inc. http://www.uptodate.com (Accessed on December 26, 2017.)

21 血圧をとりあえず下げる，でよいのか？

Q よく病棟から「患者さんの血圧が高いので，下げる指示を出して下さい」と言われるのですが，どうしたらよいでしょうか？

A 入院中の患者さんの血圧が高くなると，「血圧を下げる指示を出すように」と看護師さんからコールがあります。私が研修医のときには，「アダラート®カプセルを舌下させて下さい！」と言っていましたが，現在はしないように言われています。血圧が下がりすぎて脳梗塞になったり，亡くなったりした人がいるためです。薬の添付文書も変更されています[1]。

しかし，ある神経科の先生は，高血圧性脳症を一度も診たことがないとホームページに書かれています[2]。私も診たことがないのですが，それを聞いて安心しました！

「では，脳梗塞で，どうして血圧を下げたいと思うのか考えてみましょう。多くの場合"なんとなく怖いから"じゃありませんか？　それとも，降圧しないと出血性梗塞や脳浮腫の危険が高まると思いますか？　でも，その懸念の科学的根拠はどこにありますか？　そもそも出血性梗塞や脳浮腫は，血管の破綻が一義的であって，血圧を多少下げようがどうしようが，関係ないんじゃありませんか」[3]

血圧が高くて下げようと思ったとき，あるいは「下げて下さい」と

言われたとき，この内容を思い出して頂ければ幸いです。

まとめ

血圧が高いだけであれば下げないようにしましょう。

●文　献

1) バイエル薬品株式会社：アダラート®/アダラート®5 添付文書改訂のお知らせ.
   [http://pharma-navi.bayer.jp/]
2) 池田正行：血圧を下げるな！！ 一般内科医のための神経内科.
   [http://square.umin.ac.jp/massie-tmd/cases.html#donotdown]
3) 池田正行：血圧を下げるな！！ その2. 一般内科医のための神経内科.
   [http://square.umin.ac.jp/massie-tmd/cases.html#nohypotension]

22 | 輸血の適応とは？

Q 輸血をするかしないかの判断はどうしたらよいのでしょうか？

A 輸血の適応はあるにはありますが，実際は難しいです。いろいろなことを考えないといけないからです。アイドルグループの中で誰が一番かわいいか？　みたいな質問と同じです。AKB48なら総選挙がありますが，当然ながら，えぇ？　あいつが一番？みたいなのがあります。

輸血の適応に関して一番簡単に書かれていたAABBのガイドライン[1]を紹介します。もちろんですが，AABBはAKB48関連グループではありません。アメリカ輸血銀行協会です。

> **推奨1**
>
> 　入院中の安定した患者では，ヘモグロビンが7〜8g/dL以下のときに輸血を行うことを推奨する。
>
> **推奨2**
>
> 　心血管疾患がある患者では症状があるか，ヘモグロビンが8g/dL未満の場合に輸血を考慮することを推奨する。
>
> **推奨3**
>
> 　入院患者で循環動態の安定している急性冠症候群の患者に対する輸血の適応を決める，あるいは決めないことを推奨できるデータ

がない。

推奨4
　ヘモグロビン濃度だけでなく症状も考慮して輸血の適応を決める
　ことを推奨する。

調べれば調べるほど，もっと出てきてよくわからなくなりますが，
総合すると，以下のことは言えます。

　ヘモグロビンが6を切ったら輸血をしたほうがよいだろう。
　ヘモグロビンが10以上なら輸血はしなくてよいだろう。

では，6〜10は？ってことです。

なぜこんなことになるかというと，人間の体は複雑だからです。血
液はいろいろなことをしていますが，緊急時には酸素を運ぶという
ことだけ考えます。

末梢組織の細胞に酸素をどのくらい運ぶか？ということをここで
は考えてみます。
末梢に運ばれる酸素の量は，心拍出量×酸素含有量で決まります。
心拍出量は，心臓が1回に送り出す血液の量と心拍数で決まります。
簡単に言えば心臓が元気な人であれば，多少貧血（血液が薄くなる）
になっても大丈夫です。血液が薄くなれば，血液がさらさらになっ
て心臓への負担も減りますから，心拍出量は容易に増えます。ヘモ
グロビンが7〜8g/dLくらいであれば，一番心拍出量が多くなると
いうデータもあるようです。よって，末梢に運ばれる酸素の量はヘ
モグロビンが8g/dLくらいが一番多いというデータも見たことが

あります。しかし，これは心臓が元気な人に限られます。あと肺が悪くて血液中に酸素が取り込みにくいような人でもダメでしょう。

血液が薄くなった場合，酸素含有量は減りますが，末梢で酸素を放出する能力は増えます（酸素解離曲線が右方移動するらしいです）ので，酸素含有量が低下したから直ちに酸素の運搬量が減るというわけでもないようです。それ以外にも，末梢に運ばれた酸素がちゃんと必要な細胞に供給されるか？　細胞で使われるか？　なども要素として大切でしょうね。

それから，今のイベントを乗り切れれば，それでいいのか？　また何かが起こったときに，今のヘモグロビン値で大丈夫なのか？　そのイベントの再発の可能性は高いのか？　低いのか？　……いろいろなことを本当は考えてやっています。それが見えないから，適当に輸血していると思われるのかもしれません。

こういった，いろいろな問題が絡み合っているので，輸血は簡単には決められません。結局医師の責任において，決めるしかないのです。
9回裏，点差は1点で1アウト1塁。バッターは好投を続けてきたピッチャー。送りバントか，ピッチャー交代か，意外に打撃もいいから打たせるか……といった状況と似ていると言ったら怒られるでしょうか。試合に勝つだけが大切なのか？　負けてもいいから彼らの思い出になればいいのか？　この試合は1回戦か，決勝か？　でも違うでしょうね。

まとめ

ヘモグロビンが6g/dL以下になったら輸血をしたほうがよいでしょうが，いろいろな要素を考慮して決めなければなりません。

●文　献

1) Carson JL, et al：Red blood cell transfusion: a clinical practice guideline from the AABB. Ann Intern Med. 2012；157(1)：49-58.
[http://annals.org/aim/article/1206681/red-blood-cell-transfusion-clinical-practice-guideline-from-aabb]

23 胸痛患者にアスピリンをすぐ飲ませるのはいけないのか？

Q 胸痛の患者さんにアスピリンを噛んで飲んでもらったら「動脈解離とかだったらどうするんだ!?」と怒られちゃいました。

A 胸痛患者さんがいたらアスピリンを噛ませるのは大切だと思いますが，いけないという人もいます。動脈解離だったらどないすんねん！！って感じです。しかし，今のガイドラインでは，アスピリンを早く飲ませるべきだということになっています。特にファーストエイド（病院の外など，医療資源に乏しいところで対応する場合）ではそうです。

以下に日本蘇生協議会のガイドライン2015の記載を引用します[1]。

「推奨と提案」

ILCORは，急性心筋梗塞が疑われる胸痛の成人に対して，アスピリンの使用を推奨する（強い推奨，高いエビデンス）。

わが国において，医療従事者でない者が，傷病者にアスピリンを内服させることには法的な課題がある。ただし，傷病者に胸痛発作時のかかりつけ医の指示について確認したり，かかりつけ医の指示に基づいて傷病者が薬物を使用することの補助は可能である。なお，傷病者がすでにアスピリンを内服している場合，追加で投与する意義はない。

胸部不快感と言っても，心筋梗塞とは限りません。恋煩いかもしれませんし（これはアスピリンを投与しなくても大丈夫でしょうね），大動脈解離かもしれません。食道破裂や肺塞栓，気胸などもあります。

大動脈解離は冠動脈を閉塞すること（特に右が多い）があり，5〜7％が心筋梗塞の心電図になるそうです。また，ST上昇型心筋梗塞（STEMI）は大動脈解離の50〜100倍の頻度で，大動脈解離によるSTEMIは，STEMIの0.06〜0.08％だそうです[2]。
稀なことを怖がるより，多くの重大な問題に対応すべきだということですね。

まとめ

- 心筋梗塞で死亡する人は大変多い。
- 亡くなる人の半分は病院に到着する前に死亡する。
- アスピリンを早く投与することで死亡率が減ることがわかっている。
- アスピリンを投与してはいけない病気があるが，非常に稀である。
- たぶんですが，アスピリンを投与したからといって激しく不利益が出るわけではない。

よって心筋梗塞が疑われるような強い胸痛や胸部不快感を訴える人がいたら，アスピリンをできるだけ早く飲ませましょう。

●文　献

1） 日本蘇生協議会：JRC蘇生ガイドライン2015. 医学書院, 2016, p424.
2） 林 寛之：ステップ ビヨンド レジデント. 7 救急診療のキホン編Part2. 電解質異常, エコー, CT, 乳児診療などにメキメキ強くなる! 羊土社, 2014, p121.

24 ニューキノロンと非ステロイド系抗炎症薬の併用は禁忌か？

Q クラビット®とロキソニン®を患者さんに処方したら，薬剤師さんに「禁忌になっているからこの処方はダメです」と言われました。

A 「臨床薬物動態学」[1]という本に載っていたお話です。その中から1つ紹介します。

ニューキノロン系抗菌薬というのがあります。たぶん，最近では最もよく処方される抗菌薬のひとつです。この薬は痛み止めであるNSAIDsと一緒に使うと痙攣を起こすため，これらの併用はダメだとされています。今回はこれについて考えてみましょう。

文献1の270頁には，ニューキノロンのGABA$_A$受容体阻害作用（GABA$_A$レセプター応答抑制作用）をNSAIDsが増強するため痙攣が発生しやすくなると書かれています。GABA（γアミノブチル酸）という物質は，脳内で抑制に働く物質だそうです。ニューキノロン系抗菌薬単独の投与でも，GABA$_A$受容体阻害作用は起きますが，併用するNSAIDsによっても，ニューキノロンの種類によっても痙攣の発生しやすさが違うようです。

ラットの脳を用いた実験では，NSAIDs中ボルタレン®がGABA$_A$受容体への結合占有率あるいは遮断率が低く，フェンブフェンが一番高いです。ニューキノロン系抗菌薬では，エノキサシンが一番痙

攣が発生しやすいです。よって，エノキサシンとフェンブフェンの併用で痙攣が報告されていますが，現在フェンブフェンの経口薬は発売されていないそうです。

NSAIDsでは，ザルトプロフェン，ロキソプロフェン，ロルノキシカム，ジクロフェナクの順にレセプター遮断率が低いのですが，実験と人間が同じと仮定すれば，この4つはニューキノロン単独と痙攣の発生しやすさが変わりないようです。

抗菌薬とNSAIDsの併用によってGABA$_A$受容体阻害作用が上昇するのは，プルリフロキサシンとフェンブフェン，エノキサシンとフェンブフェン，ノルフロキサシンとフェンブフェンの3つのみです。

よって，NSAIDsとニューキノロンの併用がダメ！　と単純に言うのではなく，以下のように言うべきでしょうか。

- 添付文書上は，ニューキノロンとNSAIDsの併用は禁忌とあるものが多いです。
- 現在存在しないフェンブフェンという経口抗菌薬が，NSAIDsとの併用が危険とされています。
- ロキソニン®とクラビット®では，痙攣を起こしやすくするというデータはありません。
- クラビット単独でも痙攣を起こす可能性がゼロではありません。
- もし痙攣が不幸にも発生した場合を想定して，別の抗菌薬に変更するか，NSAIDsをカロナール®へ変更することをお勧めします。

言われた医者のほうは……

- ご指摘ありがとうございます。
- 患者さんには，痙攣が発生するかもしれないという話はしてあります。
- クラビット®によるQT延長による不整脈の報告もありますから，それも伝えました。
- それらの場合には，すぐ連絡するよう私の携帯番号を教えてあります。
- ニューキノロン単独でも痙攣の発生しやすさが同じだとは知りませんでした。

と言うとよいかもしれませんね。

まとめ

添付文書には反しますが，どうしても必要ならばクラビット®とロキソニン®の併用は可能です。

●文　献

1）澤田康文，編：臨床薬物動態学. 医学書院, 2009, p269-74.

25 │ 酸素は加湿すべきか？

Q 患者さんに酸素を流すときに，加湿をするべきだという人と，しなくてよいという人がいるのですが，どうしたらよいのでしょうか？

A 酸素投与時に必ず加湿が必要かといえば，そうではありません。たとえば，酸素を5L／分で投与する場合を考えます。この人が吸気時間1秒で500mLの呼吸をしているとします。患者さんは1秒で500mLのガスを取り込みます。酸素は5L／分であれば，約83mL／秒です。500mL中83mLだけが加湿されたガスです。17％程度のガスだけが加湿されます。酸素が1L／分の投与であれば，約3％しか加湿されていません。吸い込むガスのほとんどは上気道で加湿されますので酸素を加湿する意義は低いかもしれません。

また，酸素を加湿する装置は，あの中で細菌培養をすることになる可能性もあります。よって，やってはいけない訳ではありませんが，ルーチンで加湿する必要はないということです。

むしろ部屋の湿度を気にしたほうがよいです。患者さんは投与される純酸素よりも部屋の空気をたくさん吸い込んでいるのですから。高流量で酸素を流すときには加湿が必要ですので念のため。

貴重な動画を見つけましたのでぜひ文献1をご覧下さい[1]。15分くらいです。私の下手な文章を読むよりずっとわかりやすいのでぜひ！！

まとめ

本当に加湿が必要なのか，よく考えてからにしましょう。低流量で酸素を投与する場合，加湿は必要ありません。

◉文　献

1）　日本メディカルネクスト株式会社：ガイドラインに基づいた安全な酸素療法「酸素吸入における酸素加湿について」. 医療安全ライブラリ.
[http://www.j-mednext.co.jp/library/ins_seminar/sansokasitu/index.html]

26 過換気症候群の患者さんをすぐ帰宅させてよいのか？

Q 過換気症候群の患者さんが来られました。症状が改善したので帰宅してもらおうと思うのですが。

A 過換気症候群という病気があります。アイドルがこの病気になったりしていますので，一般の人にもよく知られている病気です。精神的なショックが原因であることが多いのですが，呼吸が速くなり，苦しくて苦しくて……しまいに手がしびれてきます。死んでしまうのではないかという気持ちになるそうで，救急車で病院に来られる方も多いです。

この病気の本態は，肺が過膨張（膨らみすぎ）になり，息が吐けないということです。

始まりは精神的な問題でハーハーするのでしょうが，その後は息が吐けなくて（そのほか，いろいろな要因があるのでしょうが）苦しく，だから余計に息をたくさんしようとする悪循環が一番の問題です。息を吐くには，ある程度の時間が必要ですが，呼吸回数が増えると息を吐く時間が特に短くなってしまい，息を吐けなくなります。

よって，この病気の治療は，息を吐かせることのはずです。寺沢先生の本には，しゃべらせなさいと書かれています（息を吸いながら声を出すのは難しいですよね。精神的な問題も解決できます）。

ペーパーバッグ法（吐き出した二酸化炭素を再び吸わせる）がなぜか一般の方にも広まっています。しかし，過換気症候群発作の後に呼吸が止まる人がいるようです。呼吸が止まってもすぐ復活するようですが，かなりの低酸素になる人もいて，死亡例も報告されているそうです。その理由として文献[1]に解説があります。

人間は二酸化炭素が増えると呼吸が足りないと判断し，脳が呼吸を促すようになっていて，脳の化学受容体が水素イオン濃度に反応しているようです。二酸化炭素が減ると水素イオンも減りますので，通常は呼吸が抑制されます。

めったに死なない軽い病気に思えますが，慎重な対応が必要です。また，精神的に不安定になっている患者さんが多いので，安定剤を使うことが多いのですが，これも無呼吸の可能性があるので注意しなければなりません。

無呼吸を起こさないよう，いつまで患者さんを観察すべきかについては調べたのですが，わかりませんでした。いろいろ許せば，1泊入院して頂くのがよさそうですね。
あと過換気症候群は結果である場合もあります。糖尿病性ケトアシドーシスだったとか，心筋梗塞だったとか，肺塞栓だったとか……それは見逃さないように必ず血液ガスをとるようにしています。できれば動脈血で。

まとめ

過換気症候群の患者さんは，無呼吸になることがあるため，しばらく救急外来で経過観察するのが無難です。できれば入院して頂きましょう。

●文　献

1) Munemoto T, et al:Prolonged post-hyperventilation apnea in two young adults with hyperventilation syndrome. Biopsychosoc Med. 2013:7(1):9.

27 点滴を電子レンジで温めてもよいのか？

Q

低体温の患者さんが来られました。温かい点滴を使いたいのですが，当院はそのような設備がありません。電子レンジで温めたらダメでしょうか？

A

低体温にならないように，患者さんに投与する点滴を温めるという介入があります。体温は少ししか上がりませんが，低下を少しでも和らげることが可能です。このときに，点滴を電子レンジで温めるということをやっていると思いますが，はたして大丈夫なのか？？と思いますよね。メーカーに尋ねれば，「それは保証できません」と言われます。メーカーは責任逃れです。外傷診療では普通に行われていることなんですから，実験すべきですよね。

いろいろな文献を調べると，問題はないというのが結論です。調べた範囲では，このタイの文献[1]が一番新しいです。電子レンジで温める時間の計算式も載っていました。

> 加温時間 (sec)＝輸液の量 (mL)×4.2 (J/gK)×上昇させたい輸液の温度までの差(K)×1.1÷電子レンジの出力(W)

こちらのサイト[2]には，車のダッシュボードにずっと置いておく，自分で温める（常に携帯している）なんて方法も紹介されています（真夏だとバッグそのものが溶けちゃいそうですが……）。

救急医は体に輸液製剤を身につけろ！ってことですね。ダイエットにもなりそうですし，さっそく皆さん今日から始めませんか？

まとめ

救急外来に電子レンジがあれば，点滴をそれで温めてもよいです。

●文　献

1) Chittawatanarat K, et al：Microwave oven：how to use it as a crystalloid fluid warmer. J Med Assoc Thai. 2009；92(11)：1428-33.
2) Trauma. org：Trauma-List. August 11-19, 1997.
   [http://www.trauma.org/archive/archives/warmin.html]

28 ワルファリンとヘパリンをなぜ併用するのか？

Q ワルファリンを開始するときに，ヘパリンをしばらく併用するのはなぜなのでしょうか？　ワルファリンをやめるときには，併用しませんよね。

A 血管の中で血の塊ができてしまう病気はたくさんあり，その中でも脳梗塞，心筋梗塞，肺梗塞などが有名です。脾臓や腎臓，腸も梗塞を起こします。これらの治療にはアスピリンとかワルファリン，ヘパリンといった薬剤が使われます。非常におおざっぱですが，動脈血栓は血小板の作用が大きいので，抗血小板薬であるアスピリンを使用します。静脈血栓は凝固因子の作用が大きいので，ワルファリンやヘパリンなどの抗凝固薬を使用します。

また心房細動では心房が統一なく収縮しているため，心房内で血液の動きが少なくなり血栓ができますので，抗血小板薬ではなく抗凝固薬を使います。塞栓症という病気の患者さんには心房細動があることが多いので，アスピリンはあまり使いません。

さて，ワルファリンという飲み薬を飲み始めると，肝臓で作られる凝固因子という蛋白質が減ってきます。凝固因子によって二次止血（いったん血小板という糊みたいなものがくっついた穴をきちんと固める作業です）が完成します。よって，ワルファリンを飲むと血液が固まりにくくなるのですが，その作用が現れるまで4〜5日かかります。また，我々の血液中には，血液を固まらなくする物質もあ

って，最初にそれがなくなる（半減期が短い）ために，ワルファリンの開始直後には，かえって血が固まりやすくなる場合もあります。

よって，今から血の塊ができないようにしたい場合，ワルファリンだけでは駄目で，ヘパリンという注射薬が必要となります。4〜5日すればワルファリンが効いてきますので，ヘパリンをやめることができます。

短期間の抗血栓作用でよければ，ワルファリンは必要なく，ヘパリンの注射だけ行えばよいです。手術後の静脈血栓予防にはワルファリンは必要ないというわけです。

ワルファリンをやめるときには，ワルファリンがしばらく効いていますが，関係なくヘパリンを投与します。手術や内視鏡の直前まで抗血栓作用が必要だからです。ヘパリンは投与を中止すれば，数時間で作用が切れます。

まとめ

ワルファリンは効果が現れるまで時間がかかりますので，それまではヘパリンを併用しましょう。ワルファリンを一時中止するときにはヘパリンを投与しましょう。

29 痙攣している患者さんの点滴がとれないときはどうするか？

Q 痙攣している患者さんに薬を投与したいのですが，点滴が確保できないときはどうしたらよいのでしょうか？

A 教科書というのはある意味冷たいです。「こういうときにはこうしなさい」としか書かれていないからです。そうできない場合にはどうしたらよいのかまで書かれていない本もあります。

たとえば，血糖が低い患者さんがいれば「50％ブドウ糖2アンプルを静注する」とあります。しかし，点滴がとれないということがあります。じゃあ，経鼻胃管を入れて，ブドウ糖を入れたらいいじゃないかと思いますが，そういう人に限ってそれも入りません。意識がないから，当然砂糖を飲んでもらうという方法もダメです。

どうしたらよいのでしょう？　そういうときには，グルカゴンという注射液を筋注します。筋注ができないということはなかなかありません。痙攣していたり，暴れていたりすれば難しいかもしれませんが……。

さて，ここからがやっと本題です。痙攣している人には，抗痙攣薬（ジアゼパムなど）を静注します。同じように点滴がとれない場合にはどうするんだ？という疑問がわきますよね。
日本神経学会の「てんかん治療ガイドライン2010」によれば，ジア

ゼパム（セルシン®かホリゾン®）を注腸しなさいとあります[1]。おしりの穴がない人はいないでしょう。人工肛門にも一応入れられます。量を増やす必要があるでしょうが。ジアゼパムの筋肉注射は，効果が不安定なために推奨されないそうです[1]。生理的なpHでは水に溶けにくいため，筋肉から吸収されにくいということらしいです。また，ジアゼパムの坐剤であるダイアップ®坐剤は，効果の発現が遅いので，痙攣発作時にはあまり勧められないということです。さらに，ミダゾラムを鼻注するという方法も書かれています。筋注が難しそうな場合には，こちらを考慮してもよいでしょう。

ちなみに，「てんかん＝痙攣」ではありませんので，医学生の皆さんは復習しておきましょう。

まとめ

痙攣している患者さんに点滴ルートが確保できない場合は，ジアゼパムの注腸やミダゾラムの鼻注を試してみましょう。

◉文　献

1）日本神経学会 監修：てんかん治療ガイドライン2010.「てんかん治療ガイドライン」作成委員会, 編. 医学書院, 2010, p75.
　　[http://www.neurology-jp.org/guidelinem/epgl/sinkei_epgl_2010_09.pdf]

30 塩を足してもナトリウムが上がらない？

Q 低ナトリウム血症の患者さんがいて，塩分を増やしてみるのですが，なかなかナトリウムが上がってきません。

A 低ナトリウム血症の患者さんを診た場合，まず行うことは，偽性低ナトリウム血症を除外することです。

次に行うのは，ナトリウムの絶対量がどうなのかを考えることです。患者さんの体内でナトリウムが多くなっているのか？　異常がないのか？　それとも少ないのか？　ということです。血液検査でナトリウムが低いということは，この絶対量を教えてはくれません。問診や診察，血清ナトリウム値以外の検査を行ってナトリウムの絶対量を推定します。

そして，ナトリウム量が問題ないと考えられた場合，水中毒の除外をしましょう。水中毒とは，水分を大量に飲むために水分がたまっていく状態です。ありえないくらいに大量に水分を飲んでいますから，きちんと話を聞けばわかるでしょう。

通常人間は600mOsmの溶質をとっていて，これを1日で排泄しなければなりません。また，尿は最大1200mOsm/kg，最低50mOsm/kgの濃度を作れます。最大薄い尿を出すとして，尿量＝溶質÷濃度＝600÷50＝12kgつまり12Lまで尿を出せます。もし，患者さんが1日15Lの水を飲んでいれば，3Lずつ過剰になっていきます。そん

なに飲めるのかどうかわかりませんが，そういう人がいますので注意が必要です。

次に，細胞外液量が減っている低ナトリウム血症の人がいたら，まず行うのは晶質液の投与です。生理食塩水がよいでしょうが，乳酸リンゲル液などでもよいでしょう。まず行うのは細胞外液量の補充，つまりナトリウムの補充であって，ナトリウム値の補正ではありませんので。乳酸リンゲル液でも，治療が必要なほどの低ナトリウムの人のナトリウム濃度よりナトリウム濃度は濃いです。

細胞外液量が増えている，つまりナトリウム量が過剰になっている人がいれば，点滴の投与を少なめに，そして利尿剤で水分を出してあげればよいですね（場合によってはナトリウムも出す必要があります）。最近はVaptanという抗利尿ホルモンの受容体に作用する薬があり，水だけを出すことが可能になっているそうです。間違っても，このような患者さんに塩分を投与することはしないで下さい。塩分を投与すると，ますます病態が悪化します！！

まとめ

ナトリウム濃度はナトリウムの絶対値ではなく，濃度を示しているだけです。低ナトリウム血症はなかなか理解するのが難しいですが，少しずつ勉強しましょう。そして，低ナトリウム血症の患者さんに安易にナトリウム負荷をしないようにしましょう。

31 誤飲したボタン電池はすぐ取り出すべきか？

Q 誤飲したボタン電池はすぐに取り出すべきなのでしょうか？

A 救急外来でよく遭遇するものに消化管異物があります。下から入れてしまったというのは別の機会にして，ここでは特にお子様や高齢の方が間違って，変なものを飲み込んでしまった場合の対応について述べます。

異物のひとつに，ボタン電池があります。ボタン電池はとても危険だという知識がなぜか広まっているようで，飲み込んでしまうとすぐ病院に来られます。医師の間でも対応がいろいろなようで，2歳の子どもに胃カメラをして欲しいと電話があり，「経過観察でよいので当院で診させて頂きます」とお話ししても，「お前なんか信用できん！ もっと都会の病院に紹介する！」という対応をされたこともあります。さて，実際はどうなのでしょうか？

アメリカ中毒センターのガイドラインを参考にします[1]。

> **ボタン電池を飲み込んだ場合**
> 食道内にない場合には，経過観察でよい（症状があれば別）。
> 水銀がもし含まれていたとしても，水銀中毒になることは稀です。
> 胃の中にある場合には，取り出すことを考慮してもよいです。専用

のマグネットがあるようです。

ということです。ちなみに，たばこを食べてしまったという場合は無治療でよいです。

異物誤飲で一番重要なのは「予防」です。子どもはトイレットペーパーの芯を通る大きさのものは何でも飲み込む可能性があります。そういうものを子どもの手の届く所に置かないように気をつけましょう。

👆 まとめ

ボタン電池誤飲を診たら，落ち着いて対応を調べましょう。食道内に電池があれば専門医に相談するか，胃の中に落としましょう。

●文　献

1）National Capital Poison Center：NBIH Button Battery Ingestion Triage and Treatment Guideline.webPOISONCONTROL®, September 2016.
[https://www.poison.org/battery/guideline]

コラム④ 病室に花を置いてはいけないのか？

今回は病室に花を置くことについてです。

今でも病室に花を置いてはいけないという病院があります。一番の理由は感染源になるから，ということです。

驚きですが，部屋に置いた花が原因で病気になるのでしょうか？ もしそうだとしたら，病室のカーテンに汚物や血液がついてもすぐ交換しませんが，大丈夫なのでしょうか？ 毎日部屋は埃がなくなるくらいに清掃されているのでしょうか？ ポータブルトイレは大丈夫なのでしょうか？ そもそも，患者さんの体そのものが，いろいろな細菌の培地になっています。全員，個室にすべきではないでしょうか？ 医者や看護師の皮膚や白衣，聴診器などにも病原体はいっぱいです。洗面台はきれいなのでしょうか？

感染症は様々な誤解が多いです。病原体はいろいろな経路で患者さんの体に定着します。定着しただけでは感染しません。そこで増殖して悪さをする必要があります。多くの病原体は，菌が直接皮膚や粘膜などに付着する必要があります。つまり花についている病原体は，花を触った手で直接粘膜や傷に触ったりしなければ菌は体に入ってこないということです。

飛沫感染といって，咳やくしゃみによって出てきた粒子により，感染するものがあります。これは1mくらいの近さにいれば感染するようです。しかし，これであれば花でなくても，隣の人と話せば感染するでしょうし，その辺の埃が舞い上がっても感染するでしょ

う。飛沫核感染という同じ部屋にいただけでも感染するのは，麻疹，水痘，結核であり，たぶん花とは関係ないでしょう。

感染症をもった子どもが病室に来るだけでも感染するでしょうが，子どもをお見舞い禁止にしていますか？（子どもが感染源になるというより，子どもが感染してしまうので，子どもを病院に連れて行くのは避けたほうがよいです。）

よって病室に花を置くことを禁止する医学的な根拠はないということです（免疫抑制状態の人は花というか，面会も制限されますよね）。

32 | 直腸診で何か触れたが？

Q 貧血がある患者さんに直腸診をしたところ，何か触れるのですが，内痔核でしょうか？

A ある病院での事例です。軽度の貧血があり，便に血が混じるという患者さんが来られました。内科を受診され，直腸診までされていますが，カルテには「内痔核を触れる」と書かれていました。

鉄欠乏性貧血の診断で鉄剤が処方され，経過観察となったようですが，半年後に直腸癌と診断され，手術を受けました。さらにその半年後に肝転移が発見され……みたいな経過になったようです。

この患者さんで改善したほうがよかったことは以下の2つです。

①貧血は精密検査をすべきです

貧血は様々な原因で起こります。鉄欠乏性貧血が一番多いのでしょうが，例外を重視するのが医療の原則だと思います。鉄欠乏性貧血であれば鉄剤を処方し，原因を突き止める必要があります。特に癌じゃないか調べるべきだと私は思います。

私が外科医として普通の外来をしていたときは，若い女性であっても胃カメラ，大腸カメラ，婦人科受診をお勧めしていました。胃癌は特に若くてもありますからね。元祖グラビアアイドルの堀江しのぶさんは胃癌のため23歳で亡くなっています。

この対応をしていれば，内痔核を触れると思っていても，内視鏡で直腸癌が見つかって，早期のうちに（この時点で既に進行癌だったのかもしれませんが）治療できたかもしれません。

②内痔核は触れませんから外科医に相談しましょう

内痔核は静脈瘤です。直腸診を素手で行う人はいないでしょうし，肛門はしまっていますので，血栓ができているとか，何かなければ何も触れません。よって，直腸診をして何か触れれば，外科医に相談すべきだと思います。便だと思っても癌だったということもあるので，何か触れれば必ず大腸カメラを勧めています。とにかくよくわからないことは専門医に相談するべきです。直腸診をして何かが触れたら，あるいは何も触れなくても，直腸診を自分がしようと思うような病態であれば，外科医に相談しましょう。

私の考えなんてどうでもよいので，根拠となる資料をお示しします。

●鉄欠乏性貧血は検査をしましょう
鉄欠乏と診断されたら，すべての年齢の成人において消化管出血がないかどうか検査すべきである[1]。

●内痔核は触れない
直腸診では，内痔核は一般的に触れない。血栓を伴う場合は例外である[2]。

専門医でない方は，内痔核を触れることはないと考えましょ
う。直腸診をして何かに触れたら，それは癌だと思うのが無
難です。

◉文　献

1) Schrier SL：Causes and diagnosis of iron deficiency and iron deficiency anemia in adults. Mentzer WC, ed. UpToDate. Waltham, MA：UpToDate Inc. http://www.uptodate.com (Accessed on December 26, 2017.)
2) Bleday R, et al：Hemorrhoids：Clinical manifestations and diagnosis. UpToDate. Waltham, MA：UpToDate Inc. http://www.uptodate.com (Accessed on December 26, 2017.)

診察編

32 直腸診で何か触れたが？

105

33 | 失神とTIAの違いは？

Q 失神とTIAの区別がつかなくて困ってしまいます。TIAは意識を失わないのですか？

A 文献1のような不幸な判例[1] があります。TIA（transit ischemic attack：一過性脳虚血発作）をTIAと認識できず脳梗塞の予防をしなかったために，脳梗塞になってしまったという事例です。

最初に患者さんを診た医師，次に診た医師共に，「TIAは意識障害を伴う」と誤解していたこと，2回目に患者さんを診た医師が，最初に診た医師を循環器専門医と誤解していた（同姓だったようです）ことが原因です。2回目に患者さんを診た医師は，「初診医が循環器専門医だから，患者さんの心臓には問題がないのだろう」と思ってしまったということですが，実は心房細動があったそうです。

同姓の医師がいた場合の対策は，いろいろ難しいですが，ここでは述べません。

TIAは，意識障害を伴いません。意識障害は大脳の広範囲の障害，あるいは脳幹部の障害，あるいは両方がなければ発生しません。脳梗塞で意識がなくなるということは，両方の大脳へ行く血管がいっぺんに詰まったか，脳幹部梗塞だということです。

もし意識障害の原因がTIAであれば，これらの病態を起こした複

数の血管の閉塞が，短時間で同時に改善したということで，考えにくい話です（ないわけではありませんが，シマウマ探しです）。

しかし，私も数年前までTIAは意識障害を伴うと思っていました。「一過性脳虚血発作」という名前が悪いのかもしれませんね。

まとめ

> TIAは意識障害を伴わないと覚えておきましょう。短時間の意識消失であれば失神で血圧低下の原因を探し，短時間の意識障害以外の症状であればTIAと考え，脳梗塞の予防が必要です。

●文　献

1) 日本医師会医事法・医療安全課：医療判決紹介. No.251「救急で搬送されたTIA（一過性脳虚血発作）の患者を医師がTIAでないと判断。約2週間後に患者が脳梗塞を発症し後遺障害を負う。病院側に慰謝料の支払いを命じた地裁判決」. Medsafe.net, 2013年11月10日.
[http://www.medsafe.net/precedent/hanketsu_0_251.html]

34 | 胆囊炎なのに肝機能異常がない？

Q 腹痛の患者さんを診ているのですが，肝機能は正常です。胆囊炎だと思ったのですが，違うのでしょうか？

A 研修医の先生に質問されます。「胆囊炎だと思うのですが，肝機能がどのくらい上がるとオペ適応なんでしょう？」とか，「肝機能が上がっているんですが胆囊に石はないんです……」とか。

胆囊炎だけでは肝機能異常は起こりません。医学教育の問題点なのかもしれませんが，指導医でも誤解している人がいます。皆さん，忘れないようにしましょう。

日本腹部救急医学会の「急性胆管炎・胆囊炎診療ガイドライン2013」では「急性胆囊炎における，肝・胆道系酵素とビリルビンの血中濃度の高度上昇は，総胆管結石の合併（CS），Mirizzi症候群の併発を意味する」とあります[1]。

UpToDate®「Acute cholecystitis：Pathogenesis, clinical features, and diagnosis（急性胆囊炎：病因，臨床的特徴，および診断）」[2]には，総ビリルビンとアルカリホスファターゼの上昇は，合併症のない胆囊炎では一般的ではないと書かれています。胆囊炎では胆管は併走していないので，胆管閉塞の所見があれば，胆管炎，総胆管結石，Mirizzi症候群などを考えるべきです。Mirizzi症候群とは，胆管に嵌頓した胆囊結石が外から総胆管を圧迫するものです。しかし，

確かに胆嚢炎で肝胆道系酵素が上がっている場合があり，小さい結石や膿などが関連しているかもしれないとのことです。気腫性胆嚢炎では，軽度から中等度の非抱合型ビリルビン上昇を認めることがあって，原因菌のクロストリジウムが溶血を起こすためと考えられているそうです。

またJAMAの有名な文献"Does this patient have acute cholecystitis？"[3)]には以下のような表（**表1**）が載っています。尤度比では，ほとんどの95％信頼区間が1を挟んでおり，以下の検査をして，陽性だろうと陰性だろうと，胆嚢炎の確率を変化させないということになります。

まあ，胆嚢炎で肝機能が悪くなると思っていても，臨床上問題となることはあまりないのですがね。

まとめ

胆嚢炎では肝機能障害は起こりません。

表1 ● 胆嚢炎の診断における各検査の精度

検査結果	感度	特異度	陽性尤度比	陰性尤度比
ALP＞120 U/L	0.45 (0.41〜0.49)	0.52 (0.47〜0.57)	0.8 (0.4〜1.6)	1.1 (0.6〜2.0)
ALTかASTが上昇	0.38 (0.35〜0.42)	0.62 (0.57〜0.67)	1.0 (0.5〜2.0)	1.0 (0.8〜1.4)
T.Bil＞2mg/dL	0.45 (0.41〜0.49)	0.63 (0.59〜0.66)	1.3 (0.7〜2.3)	0.9 (0.7〜1.2)
T.Bil, AST, ALP すべて上昇	0.34 (0.30〜0.36)	0.80 (0.69〜0.88)	1.6 (1.0〜2.8)	0.8 (0.8〜0.9)
T.Bil, AST, ALP どれか1つ上昇	0.70 (0.67〜0.73)	0.42 (0.31〜0.53)	1.2 (1.0〜1.5)	0.7 (0.6〜0.9)
白血球上昇	0.63 (0.60〜0.67)	0.57 (0.54〜0.59)	1.5 (1.2〜1.9)	0.6 (0.5〜1.8)
白血球上昇と発熱	0.24 (0.21〜0.26)	0.85 (0.76〜0.91)	1.6 (0.9〜2.8)	0.9 (0.8〜1.0)

（文献3より作成）

● 文　献

1) 急性胆管炎・胆嚢炎診療ガイドライン改訂出版委員会，編：急性胆管炎・胆嚢炎診療ガイドライン2013. 第2版. 2013, p98.

2) Zakko SF, et al：Acute cholecystitis：Pathogenesis, clinical features, and diagnosis. Chopra S, ed. UpToDate. Waltham, MA：UpToDate Inc. http://www.uptodate.com (Accessed on December 26, 2017.)

3) Trowbridge RL, et al：Does this patient have acute cholecystitis？ JAMA. 2003；289(1)：80-6.

コラム⑤ 小池さん

心肺蘇生の講習会では，できるだけ現実に近くなるよう，トレーニング用の人形に名前をつけます。どのような名前にするかはインストラクターによって様々です。本当に身近な人にする場合もあるし，政治家だったり，芸能人だったり……。

しかし，一番多い名前は何でしょうか？　それは，「こいけ」さんです。心拍が再開したら，呼吸と意識，血圧をチェックしましょう，ということをお伝えするために，「こ（呼吸），い（意識），け（血圧）さん」と覚えるわけです。現在小池さんという有名な方がおられますので覚えやすいです。

現場では，看護師さんは何かあったら血圧を反射的に測っていますから，忘れることはないと思うのですが，なぜか講習会では忘れてしまいます。それを思い出しやすいように，「こいけ」さんという名前にするのです。よかったら使ってみて下さい。

コラム⑥ 病院内でのチョコレートの生存時間を調べた研究があります

「？」と思うようなタイトルですね。もちろん冗談の研究です。イギリス医師会雑誌（British Medical Journal：BMJ）という医学雑誌があります。結構権威がある雑誌だと思うのですが，冗談のわかる方たちがつくっているようで，毎年12月になるとクリスマス特集という論文がたくさん掲載されます。「ジェームズボンドは飲み過ぎだ」という論文[1]も掲載されています。

今回は，病院内でのチョコレートの生存率を調べた研究を紹介します[2]。簡単に言えば，チョコレートの箱は平均12分で開けられ，平均51分でなくなるということだそうです。チョコレートを食べたのは、半分以上が看護師さんや助手さん（56％）で、医師は15％しか食べていないそうです。

イギリスでも看護師さんたちが先に……という序列は同じなのが面白いと思いました。私もいつか，この雑誌に掲載されることをめざしたいです……たぶん。

◉文　献

1) Johnson G, et al：Were James Bond's drinks shaken because of alcohol induced tremor? BMJ. 2013；347：f7255.
2) Gajendragadkar PR, et al：The survival time of chocolates on hospital wards：covert observational study. BMJ. 2013；347：f7198.

35 | 気管挿管の確認はどうすれば？

Q 気管挿管がちゃんと入ったかどうか，ドキドキなのですが。

A 気管挿管は研修医になって一番やりたい，やれるようになりたい手技のひとつではないでしょうか。気管にチューブを入れるだけ，ただそれだけのことであり，それをしたからといって，患者さんがとても助かるというエビデンスはないようです。しかし，やはり救急外来でも頻繁に行われる処置であり，医者になって26年目になろうとしている私でも，上手く入れば，やったぜ！と思います。

気管挿管は，気管に管を入れるだけなのですが，なかなか難しく，気管ではなく食道に入ってしまうことも多いです。これは致死的になりえますので，ちゃんと気管に入っていることを素早く確認する必要があります。しかし，なかなか良い方法がありません。X線が一番確実ですが，X線は意外に時間がかかります。放射線技師さんが挿管する場面に同席して，ポータブルの撮影機器がそばにあればX線を撮るのがよいかもしれませんが，そんなことはまずありません。

胸のあがり，聴診などの身体的所見はもちろん行うのですが，これだけでは2割くらいは間違えるそうです。食道挿管でも音は聞こえますし，胸があがっていなくても，ちゃんと挿管されている場合もあるでしょう。

そのために，以前は二次確認といって，器具を使っていました。現在は二次確認という言い方はなくなって，必ず器具も使うべきだということになっています。

器具としては，食道挿管検知器，二酸化炭素モニター，超音波検査などがあります。どれがよいかわからないので，いろいろな器具があるわけですが，日本蘇生協議会の「JRC蘇生ガイドライン2015」では，波形表示式の二酸化炭素モニターが推奨されています[1]。

また，同ガイドラインの24頁には，「CPR中の気管チューブの位置確認や連続モニターには，身体所見に加えて，波形表示のある呼気CO_2モニターを用いることを推奨する（強い推奨，低いエビデンス）」とあります[1]。

コーラやビールを飲んでから心肺停止になったら，食道挿管しても二酸化炭素が出てくるので，偽陽性となるのではないかと思いますが，そんなやつおらんやろ〜という感じなのでしょうか。当院の救急外来でも波形表示呼気二酸化炭素モニターはもちろん使っています。患者さんの安全のために日々努力しています。

次は，欧州のガイドライン[2]を見てみましょう。

得られたデータに基づけば，心肺停止の傷病者において，比色式二酸化炭素検出器，食道挿管検知器，非波形表示式二酸化炭素検出器の正確さは，聴診と気管チューブが気管に入っていることを直接見ることを越えない。波形表示式二酸化炭素検出器は，気管チューブの位置を継続して評価するモニターとして，最も感度と特異度の高い方法である。そして，これは単独で判断してはダメで，臨床的な

評価 (聴診と声門をチューブが通過していることを目視する) の補助的検査である。

つまり，一番確実な方法は，チューブが声門を通過しているのを見ることだということです。ちゃんちゃん。そんな簡単に見えたら苦労しないです……。

👆 **まとめ**

気管挿管がきちんとできたかどうかの確認には，波形表示式呼気二酸化炭素モニターを使いましょう。

●文　献

1) 一般社団法人日本蘇生協議会監修：JRC蘇生ガイドライン2015. 医学書院, 2016, p12, 24.
[http://www.japanresuscitationcouncil.org/wp-content/uploads/2016/04/0e5445d84c8c2a31aaa17db0a9c67b76.pdf]
2) Soar J, et al：European Resuscitation Council Guidelines for Resuscitation 2015：Section 3. Adult advanced life support. Resuscitation. 2015；95：100-47.

36 心電図モニターをつけただけでよいのか？

Q 先輩から重症患者さんを入院させたら，心電図モニターをつけなさいと言われたのですが，なぜつける必要があるのでしょうか？

A 心電図モニターは何のためにつけるのか，どんなことがわかって，どんなことがわからないのか，よく考えましょう！というのが今日の言いたいことです。決してモニターをつけてはいけないということではありません。

以前の職場で，癌の末期で貧血が進行した人に入院してもらったところ，看護師さんが「重症貧血のため心電図モニターを装着」と書いていました。まあ，よいのですが，貧血の人に心電図モニターをつけるという記載に疑問を抱かないのかなぁ，と感じました。
10時間くらいかけて車で移動する場合，ガス欠のランプがつくかどうかチェックするという感じです。それよりも，目的地までは何キロあって，この車はリッター何キロ走る，ガソリンは今満タンにして，A地点でガソリンを給油……のほうが的確です。ガス欠のランプがついたときには，もうエンジン停止直前かもしれません（JAFの雑誌に書いてありましたが，ガス欠ランプはつかないことも多いのだそうです）。

心電図モニターは不整脈しかわかりません。血圧がどうかはわかりませんし，貧血がどのくらいかもわかりません。SpO_2を一緒につ

ければ酸素飽和度がわかりますが，これも一部のデータです。患者さんが重症になれば，必ず不整脈が出るというのであればよいですが，無脈性電気活動というのがあるように，心電図は問題なくても心停止している人だっています。モニターは患者さんのデータの一部でしかありません。

以前このことを筆者のブログで記事にしたところ，「現場をわかっていない」とか，いろいろ意見を頂きましたが，それが危ないと言いたいのです。人手が足りないから重症な患者さんの観察を怠ってよいことはないですし，モニターをつけたら患者さんを診る回数を減らしてよいということはないのです。もちろん人手が足りない現場はたくさんあって，大変なのはわかります。でも，それで仕事の質を落としてよいと考えるのはよくないと思います。

心電図モニターを装着するような人は重症な人であり，頻繁に見に行く必要があります。しかし，心電図モニターのアラームが鳴っても対応しない場合があります。それほど少なくはありません。何しろ私が頻繁に目撃するのですから。
アラームが鳴っても対応しないのであれば，モニターの意味はありませんよね。何しろ重症な人につけており，アラームは危険を教えてくれる（それも相当な危険の可能性）のですから。それを見ないならつけないほうがよいと思います。
検査は，それによって行動が変わるから検査するのです。ただ記録するための検査は必要ありません。アラームが鳴ったらすぐに患者さんのところに出向く。これをしないのであれば，モニターは必要ありません。

ACLSで以前よく講義に出てきた言葉を紹介して，この項を終わり

117

たいと思います。

Treat the patient, not the monitor!（モニターではなく，患者さん
を治療しましょう！）

まとめ

心電図モニターは不整脈しかわかりません。当然モニターを
装着しても患者さんは頻繁に観察する必要がありますし，モ
ニターのアラームが鳴ったらすぐに患者さんのところに駆け
つけるべきです。

37 心室細動に対して，アドレナリンをすぐに投与してよいのか？

Q 心室細動の患者さんに電気ショックを行って，すぐにアドレナリンを入れてもよいのですか？

A 蘇生の講習会でよくあるシナリオです。

> 1. 心停止になったことを確認し，直ちに胸骨圧迫を開始。
> 2. 心電図モニターがついたので，心電図の波形をチェックしたところ，心室細動。
> 3. 直ちに電気ショックを行い，胸骨圧迫再開。
> 4. 2分の間に点滴ルートを確保し，アドレナリンの準備を……。
> 5. 2分たったので，心電図モニターをチェック。心室細動が続いています！
> 6. 直ちに電気ショック。さっきよりエネルギーを上げて‼ すぐ胸骨圧迫再開‼
> 7. 先ほど準備したアドレナリンを投与して，20mLの生食で後押しし，点滴が入っている上肢を10～20秒あげて下さい。

というのが，二次救命処置のアルゴリズム上ではヨーロッパ蘇生協議会（European Resuscitation Council；ERC）をのぞいて正しいのですが，4のアドレナリンの準備を……というところで，「アドレナリンを投与して下さい！」と言う人がいます。まあ，間違ってはいないでしょう……ということで許容していました。電気ショック

を1回しただけでアドレナリンを打てというガイドラインにしてし
まうと、もし点滴がとれなかったりした場合に困るからという理由
もあると考えていました。しかし、1回目のショックをしてすぐアド
レナリンを投与してはいけないようです。

UpToDate® "Supportive data for advanced cardiac life support
in adults with sudden cardiac arrest"（突然の心停止を呈した成人
に対する二次救命処置を支持するデータ）[1] によれば、心室細動や無
脈性心室頻拍に対して電気ショックを初めて行った後の2分間にアド
レナリンを投与すると有害な可能性があるそうです。アドレナリンを
早期に投与すると、生存率が低くなる可能性が指摘されています。
そうだったんですね！ 知りませんでした！！ やはり最初はアド
レナリン準備ですね！！ ACLSの2015年度版のテキスト[2] にも、
「2回目のショックを与えた後でアドレナリンを以下のように投与
する」とあります。

しかし、AHAのガイドライン2015[3] には、以下のように書かれて
いて、ショックが必要な波形の場合のアドレナリン投与のタイミン
グを推奨するエビデンスは不十分であるとしています。一体どっち
やねん！！

> 心停止の心リズムがショック適応のリズムだった場合、アドレナリ
> ンの適切な投与のタイミング、特に電気ショックとの関連について
> 推奨する十分なエビデンスはない。その理由は、適切な投与タイミ
> ングは患者や蘇生の状況によって異なるからであろう。

そしてERCです。欧州のガイドラインでは確か2005年でしたが、
リズムチェック―薬剤投与―ショック―胸骨圧迫シークエンスと

いうような言葉がありました。薬剤投与はショックの直前だと言うのです。だから初回の薬剤投与は，3回目のショックの直前です。AHAよりも1サイクル後になっていました。2010年のガイドラインではその言葉は消えていました。2015年でも同様ですが，3回目のショック後と明確に記載しています[4]。

> 2分間心肺蘇生を継続し，短時間のみ圧迫を中断し，リズムを短時間でチェックする。心室細動や無脈性心室頻拍が続いていれば，3回目のショック（二相性の除細動器であれば150-360Jで）を行う。ショック後は，リズムの再評価や脈拍のチェックをせず，胸骨圧迫から心肺蘇生を再開する（圧迫と換気の比率は30：2）。
> 点滴ルートが確保されていれば，このショック後の2分間でアドレナリン1mgとアミオダロン300mgを投与する。

アドレナリンとアミオダロンを一気に投与するというのもすごいですね。ERCのガイドラインは，以前アトロピンが載っていたときも，PEA（無脈性電気活動）や心静止にアトロピンとアドレナリンを同時に投与と書かれていました。興味深いですね。

結局，心室細動や無脈性心室頻拍に対するアドレナリン投与は，遅めがよいということなのでしょうか。今後のコースでは，電気ショックを1回しかしていないときにアドレナリン投与の指示を出されたら，「先生！！　アドレナリン今切らしてます！」とか言ったほうがよいのかなぁ。

まとめ

アドレナリンは電気ショックを2回行ってから投与しましょう。

●文　献

1) Pozner CN, et al：Supportive data for advanced cardiac life support in adults with sudden cardiac arrest. Walls RM, et al, ed. UpToDate. Waltham, MA：UpToDate Inc. http://www.uptodate.com（Accessed on December 26, 2017.）
2) American Heart Association：ACLSプロバイダーマニュアル AHAガイドライン2015準拠. シナジー, 2017.
3) Link MS, et al：Part 7：Adult advanced cardiovascular life support: 2015 American Heart Association Guidelines Update for Cardiopulmonary Resuscitation and Emergency Cardiovascular Care. Circulation. 2015；132（18 Suppl 2）：S444-64.
4) Soar J, et al：European Resuscitation Council Guidelines for Resuscitation 2015：Section 3. Adult advanced life support. Resuscitation. 2015；95：100-47.

38 心肺停止時に薬剤投与をしたら上肢を挙上すべきか？

Q 心肺蘇生中に薬剤をボーラス投与した場合の「あれ」どうにかなりませんか？

A 心肺停止の患者さんの蘇生中に，手や足に確保した点滴から薬剤をボーラス投与で入れた場合，その手や足を10〜20秒間挙げるべきとされています。多くの講習会でも，そうするように教えられるはずです。ボーラス投与とは薬を血管内に一気にすばやく入れることです

しかし，本当にこれは有用なのでしょうか？　たとえば，長いホースに水を満たし，両端をつなげて輪っかにして，どこかから薬を入れて，入れた部位を上に挙げたら薬は早く下に移動するのでしょうか？　もちろん，心肺蘇生中の人の血管の中はどうなっているのかわかりませんが……。

救急蘇生法の指針2015（第5版）には「到達を助ける目的で投与側の肢を10〜20秒間持ち上げる」と書かれていますし[1]，ACLSのテキストにも末梢から薬剤を投与した場合，上肢を10〜20秒挙上しなさいと書かれています[2]。

根拠となった文献[3]は1990年に出されたものです。結局どっちでもええねん！ということだと思います。そもそも，薬剤の投与その

ものが生存退院率（元気に退院できる割合）を増やすというエビデンスがないのですから。

まとめ

心肺停止中に薬剤をボーラス投与したら，自分の腕ではなく患者さんの上肢を挙上しましょう。

●文　献

1) 日本救急医療財団心肺蘇生法委員会監修：改訂5版 救急蘇生法の指針2015 医療従事者用. 第5版. へるす出版, 2016, p62.
2) Sinz E, et al, ed：Advanced Cardiovascular Life Support：Provider Mannual. American Heart Association, 2011, p105.
3) Emerman CL, et al：The effect of bolus injection on circulation times during cardiac arrest. Am J Emerg Med. 1990；8(3)：190-3.

39 心肺停止時にSpO₂を測定するのは意味がないのか？

Q 心肺停止の患者さんが来院されたら，私の仕事はパルスオキシメーターを装着するくらいしかないのですが，これって意味があるのですか？

A パルスオキシメーターは，「拍動する成分が動脈血である」というのが測定原理ですので，装着している部分に血流がなければ測定できません。よって，心肺蘇生中には指先などに血流はないと思われますので，意味はないと思います。

私の意見なんてどうでもよいので，AHAのガイドラインを紹介します。AHAのガイドラインにも，パルスオキシメーターは，心拍再開の指標となる可能性は指摘されていますが，心肺停止中には信頼できる値を示さないと記載されています[1]。

心肺停止中でも測定できる rSO_2 というのがあるようですが，そちらを使ったとしても，蘇生が上手く行っているかどうかを知る方法は，胸骨圧迫を見ること，換気がちゃんとできているか胸郭の上がりを見ることです。

検査は結果によって行動を変える必要がある場合に行うものですから，SpO_2 で行動が変わる必要があります。しかし，たとえば SpO_2 が低かったとしても，100％だったとしても，いろいろな状況が考えられ，蘇生のやり方を変えるというツールにはなりません。よ

って，心肺蘇生中にパルスオキシメーターを装着する必要はありません。が，すぐつけられて合併症もほとんどありませんし，心拍再開がわかる可能性はありますから，装着してはいけないとも言えません。私は看護師さんが怖いので，何も言わずにいますけど……。

まとめ

心肺蘇生中にSpO$_2$をつけてもよいですが，結果の解釈は難しいです。少なくとも心拍再開したということがわかります。しかし他にやるべきことを優先しましょう。

●文　献

1) Neumar RW, et al：Part 8: adult advanced cardiovascular life support: 2010 American Heart Association Guidelines for Cardiopulmonary Resuscitation and Emergency Cardiovascular Care. Circulation. 2010；122 (18 Suppl 3)：S729-67.

40 | 心肺蘇生中に血液ガスをとるべきか？

Q 心肺蘇生中に血液ガスをとったほうがいいのですか？　いつも採血に苦労するのですが。

A 個人的には，心肺蘇生中に血液ガスをとらないほうがよいと思っています。以下にその理由を述べます。

① 検査する意義がない（行動が変わらない）
② だいたい静脈血です
③ データを見てしまうと，どうしても治療したくなる

解説（？）の前に，AHAのガイドラインから[1]。

> 心肺蘇生中の動脈血ガス測定値は，組織の低酸素，高二酸化炭素血症（つまり心肺蘇生中の換気が適切であるかどうか），組織のアシドーシスなどが起きているかどうかの信頼できる指標ではない。心肺蘇生中の動脈血液ガスのルーチン測定は，意義があるかどうかわかっていない（Class IIb, LOE C）。

① 検査する意義がない（行動が変わらない）

検査は，その結果によって行動が変わるから行うものです。合コン

で年齢や職業，年収などを聞くのは，それによって対象外とするかどうかを決めるからでしょう（たぶん）。心臓蘇生中の血液ガスではその後の行動が変わりません。だからとる意義は低いということです。

血液ガスは，肺の酸素化能，動脈血中の酸素の量，二酸化炭素の量，代謝の問題などがわかります。

酸素化能，酸素の量，二酸化炭素の量については，結果がどうであれ蘇生をしっかりする以外に改善する方法がありません。過換気はいけませんから，二酸化炭素が高かったからといって，換気の方法を変えるべきではないでしょう。

代謝の問題はいろいろです。心肺停止中はアシドーシスに決まっていますから，検査する意義はあまりないかもしれません。

②だいたい静脈血です

胸骨圧迫では，動脈にも静脈にも圧がかかり，壁が薄い静脈のほうが拍動を触れやすいかもしれません。よって，心肺蘇生中に拍動を触れるのは，静脈の可能性が高いです。静脈血の評価は，心肺停止でない場合でもそれなりに難しいです。

③データを見てしまうと，どうしても治療したくなる

たとえばpHが6.9だった場合，どうしても重炭酸ナトリウム（商品名：メイロン®）を入れたくなります。メイロン®は，心肺停止に有用だというエビデンスレベルが低いです……と言っている私でも，pHが7を切っていたらメイロン®を入れたくなりますから，入れてしまいます。

心肺停止前からアシドーシスがあったのか，心肺停止後にアシド

ーシスになったのか？　判断は困難だと思います……とか言いなが
ら，心肺蘇生中は血液ガスをとっている私って一体……。

 まとめ

心肺停止の血液ガス採血は必須ではありません。

●文　献

1) Neumar RW, et al:Part8:adult advanced cardiovascular life support:
2010 American Heart Association Guidelines for Cardiopulmonary
Resuscitation and Emergency Cardiovascular Care. Circulation.
2010;122(18 Suppl 3):S729-67.

41 胸骨圧迫の有効性を大腿動脈の拍動でみられるのか？

Q 胸骨圧迫中に大腿動脈を触れて，もっと押せ！と言う先生がいるのですが，なんとかなりませんか？

A 胸骨圧迫をしているときに，有効な圧迫かどうかを調べる方法として，脈をみることがあります。私はみませんが，大腿動脈（足の付け根）をずっと触っている人がときどきいます。これは意味があるのでしょうか？

まず心肺停止でない通常の場合です。大腿動脈が触れたら，血圧は60mmHg以上あるとされています。橈骨動脈が触れたら80mmHg以上（もちろん例外はあります）。だから大腿動脈を触れて，脈が触れれば血圧は60mmHg以上あると考えてよいでしょう。心肺蘇生中にも脈が触れれば，胸骨圧縮が有効で血圧が60mmHg以上あるということになるのでしょうか？

それについてはAHAのガイドライン2010[1] に載っています。心肺蘇生中に脈をチェックすることについて調べた研究はないそうです。下大静脈には弁がないため，胸骨圧迫によって血液が逆流して大腿静脈の拍動を生み出すかもしれないので，胸骨圧迫中に大腿動脈が触れても，それは静脈を触れているのかも知れません。

血流は動脈と静脈の圧の差で生まれますので，鼠径部で脈が触れて

いたら大丈夫ということはありません。静脈も動脈も同じ圧であれば血流はありませんから。また差があったとしても大切なのは脳への血流であって，大腿動脈で触れても意味はありません。また，脈が触れていなくても血流がないとは言えません。よって心肺蘇生の評価として脈をみるのは良い方法ではありません。

> **まとめ**
>
> 心肺蘇生中に脈を触れるのは，リズムチェックのときだけにしましょう。

● 文　献

1) Neumar RW, et al:Part8:adult advanced cardiovascular life support: 2010 American Heart Association Guidelines for Cardiopulmonary Resuscitation and Emergency Cardiovascular Care. Circulation. 2010;122(18 Suppl 3):S729-67.

42 とりあえずメイロン®…でよいのか？

Q 心肺停止患者さんが来られると，メイロン®を使うように言われるのですが，テキストには推奨されないとあります。どうしたらよいのでしょうか？

A 心肺停止の患者さんが来ると，「メイロン®！」と叫ぶ医者が必ずいます。しかし，心肺蘇生のガイドラインには，多くの場合適応がないし，不利益のほうが大きいと再三書かれています。それを知っているのに，そう叫ぶのか，不勉強なのかはわかりませんが……。

今回はメイロン®の副作用である高ナトリウム血症について書いてみます。ナトリウム濃度は，ナトリウムと水の比率を示していますので，ナトリウムが体内に多いか少ないかは血液検査ではわかりません。全身状態で判断します。ナトリウムが足りないのに，高ナトリウム血症になる場合もあります。

「Adrogue-Madiasの式」というのがあります。これは点滴を入れたら，ナトリウムがどのくらい変化するか？（あくまで短時間に入れ，不感蒸泄や尿量などは無視した式）を求めるものです。2000年くらいに超有名雑誌に紹介されたため，今はどの教科書にも載っているそうです（不勉強でした）。

> 血漿Na濃度の変化
> ＝（輸液するNa量＋輸液するK量－血漿Na濃度）÷（体水分量＋
> 　輸液量）

なんでカリウムが入ってくるんだ？　と思いますが，陽イオンでは，ナトリウムの次にカリウムが多く入れられるからなのでしょう。電解質の総量ということのようですから。

〈例1〉

点滴前の血漿Na濃度を便宜的に正常値の140mEq/Lとします。生理食塩水を1L入れるとすれば，ナトリウムは154mEqでカリウムはゼロ，体重50kgで，水分は60％とすると体液は30Lですから……

$$(154 - 140) \div (30 + 1) = 0.45$$

たったの？　0.45mEq/Lしか上昇しません。

〈例2〉

ブドウ糖を1L入れるとすれば……電解質はゼロです。

$$(-140) \div 31 = -4.5$$

点滴前が正常値の140mEq/Lであれば，135mEq/Lくらいに低下します。

〈例3〉

メイロン®84を250mL全部入れるとどうなるでしょう？　メイロン®84という薬剤は，$NaHCO_3$が1mEq/mLつまり，1,000mEq/L入っています。これだけでも，えええっ！！って濃さと量ですよ。こ

れを250mLも入れてしまうなんて！と思える人はどのくらいいる
でしょうか？

$(250 - 140) \div 30.250 = 3.6$

まあ，ナトリウム濃度が4mEq/Lくらい上がってもたいしたこと
ないのかもしれませんが。1時間で0.5mEq/L以上の変化は危ない
と言われているので，メイロン®84はこれだと7時間かけないとい
けません。

あとナトリウムが250mEqというのは，NaClが17mEqで1gです
ので，$250 \div 17 = 14.7$gです。塩を1日15g近く，心臓の悪い患者
さんに入れる医者はいないと思います。メイロン®84 1本には塩が
15gも入っていることを忘れないようにしましょう。ちなみに多く
のガイドラインには，使うとしても，まず50mEq投与してから再
評価をして追加投与を考えなさいと書かれています。

まとめ

メイロン®84を入れるとナトリウムが4mEq/L程度上昇する
ことを忘れないようにしましょう。

43 心肺蘇生を行うときに，背中に板を入れるべきか？

Q 心肺蘇生のときに背板を入れないと怒る先生がいるのですが，必要なのでしょうか？

A 今回はCoSTR[1] からです。CoSTR は，「International Consensus Conference on Cardiopulmonary Resuscitation and Emergency Cardiovascular Care Science With Treatment Recommendations」の略で，日本語だと「心肺蘇生と緊急心血管治療のための科学と治療の推奨に関わる国際コンセンサス」です。長いので，CoSTR と略し，たぶん肋骨という意味のコスタというラテン語のように読みます。つくっているのはILCOR と言う組織で，「病気の心臓」という意味です（たぶん）。世界中の救急オタクの集まりです。

結論から言えば，背板を入れることは，推奨も否定もできないそうです。知らなかった……。

「胸骨圧迫時に硬いところで圧迫すべきか？」という項目のところで，「心肺蘇生中に背板を使用することを推奨するあるいは否定するための十分なエビデンスは存在しない」としています。背板を入れるときに，カテーテルやチューブが抜けてしまったり，胸骨圧迫の中断時間が長くなったりという不利益があることも考えなければなりません。

まとめ

心肺蘇生を行う場合には，余裕があれば背板を入れましょう。
背板を入れる場合，点滴や挿管チューブなどが抜けないよう
に注意して行いましょう。

●文　献

1) Sayre MR, et al:Part5:Adult basic life support:2010 International
   Consensus on Cardiopulmonary Resuscitation and Emergency
   Cardiovascular care Science with Treatment Recommendations.
   Circulation. 2010;122(16 Suppl 2):S298-324.

44 | AEDと医師，どっちが賢い？

Q

AEDが装着されていた場合，研修医の私がモニターを診断するよりAEDの判断に任せたほうがよいのでしょうか？

A

AED（自動体外式除細動器）と医師の診断能はどちらが高いのでしょうか？

ある文献によれば，AEDの診断能は98〜99％とされていて，医師の96％よりも高いそうです。98と96は差がないと言えばないですが……。プロは誤差の範囲で闘っているので，これは差があると私は考えます。

機種により異なりますが，一般的にAEDは特異度が100％に近くなっています。特異度とは違うものを違うと判断する割合であり，この検査が正しい（つまりショックの適応である）と言えば，まずショックの適応と考えて間違いありません。
しかし，AEDは感度がやや低めになっています。感度とは，そうであるものをそうであると診断するという割合で，これが高い場合には，AEDがショックの適応でないと言えば，まず間違いないということです。つまり感度がやや低いということは，AEDがショックの適応でないと言っても，ショックの適応のことがある程度あるということです。

つまり，AEDは適応でない人にショックを絶対にかけないということを一番につくられているということです。そうすると感度が少し低下するのは避けられません。逆にICD（埋め込み型除細動器）は心室細動を絶対に見逃さないという方針でつくられていて，感度が高いです（が，たぶん特異度が少し低い）。

病院内の蘇生現場でAEDを使った場合，AEDが「ショックの適応です」と言ってくれればよいのですが，「ショックは不要です」と言われたときに，どう行動するかはあなたの判断にかかっているということですね。

まとめ

> AEDの解析能力は結構高く，医師が判断するのとあまり変わりません。よくわからないときには，AEDに診断を任せましょう。

● 参考文献

松田直樹：AEDの診断精度（特集　AEDを検証する）．呼吸と循環．2010-11；58(11)：1133-8.

コラム⑦ | 心肺停止の原因の覚え方

心肺停止の原因はいろいろとありますが，だいたいどの教科書も10個くらいを挙げています。覚え方は様々ですが，たとえばAHA（米国心臓協会）やERC（ヨーロッパ蘇生協議会）はHとTというのを提唱しています。hyperkalemia, hypothermia, H ion (acidosis), hypovolemia, toxin, thrombosis（肺や心臓）, temperature, tension pneumothorax, tamponadeなどです。

外国人には，HとTなどと言っても覚えやすいのかもしれません。日本人向けに，ABCD……と覚えるやり方もあります。多くの蘇生講習会で使われていると思います。

A：アシドーシス（HとTで言えば，hydrogen ionです）
B：bleeding (hypovolemia) /出血（脱水）
C：cardiac tamponade (tamponade) /心タンポナーデ
D：drug (toxin) /薬物（中毒）
E：embolism (thrombosis) /塞栓
F：freezing (hypothermia) /（低体温）
G：gas (hypoxia) /ガス（低酸素）
H：hypo, hyperkalemia/高・低カリウム血症
I：infarction (thrombosis) /心筋梗塞（血栓）
J：jam (tension pneumothorax) /緊張性気胸
K：trauma, hypoglycemia/けが，低血糖

日本人向けなのに英語がいっぱい……。覚えるのが大変そうです。

さて，新しい覚え方を考えましたので，ぜひ使って下さい……たぶん使えます。

> A：アシドーシス
>
> K：薬，薬物中毒
>
> B：bleeding，循環血液量減少
>
> S：酸素，低酸素
>
> K：緊張性気胸
>
> E：embolism，肺塞栓，心筋梗塞
>
> H：hypothermia，低体温
>
> K：高，低カリウム血症
>
> T：tamponade，心タンポナーデ

NMB，NGT，STUが入っていないので心苦しいですが，考えつきませんでした。

45 CVから大量輸液ができるのか？

Q 大出血をしてショック状態の患者さんにCVを入れようとしたのですが，なかなか入らず，指導医の先生にそもそも大量輸液には不向きなんだと怒られてしまいました。

A 大量出血の患者さんなどに，大量輸液を行うことがあります。そのとき「早くCVを入れろ！」と言う人がいます。「末梢じゃダメなんですか？」などと言おうものなら，「バカかお前は！？」と言われてしまいます。

CVとはCVラインのことで，　日本語では中心静脈ラインです。IVHと言う先生もいますが，　古い言い方です。IVHという言葉も現在はTPNになっていますから，　あとでこっそりその先生に教えてあげましょう。

今回は，本当にCVでなければ大量輸液ができないのか？について考えてみましょう。

まず血管についてです。血管は非常に抵抗が少ないので，ある程度までの細い血管でも，大量に点滴が流れます。よって，点滴が入っている場所は，点滴が落ちる速さとは関係ありません。中心静脈に先端があるから，CVのほうが早く落ちるんだと言う人がいるのですが，そうではありません。この点だけでも，CVが大量に輸液できる理由にはなりません。

また，　点滴を落とす場合，最も抵抗となる場所は，血管に入る直

前，点滴回路の最後の細いところです。抵抗は半径の4乗に反比例し，長さに比例して大きくなります。末梢ルートは細かったとしても，管の長さがそれほど長くありません。しかし，CVは短いものでも30cmあります。同じ太さであれば，末梢が5cmだったとして，CVのほうが6倍の抵抗があります。逆に末梢に14Gというルートを確保すれば，かなり大量に早く入れられるはずです。

納得が行かない人は，実際に実験してみたらよいと思います。同じ太さの末梢と，CVの先端を同じ位置に置き，同じ高さから点滴を全開で落としたら，どっちのほうが遠くへ飛ぶか。以前やったことがありましたが，明らかに末梢のほうが遠くまで点滴が飛びます。

まとめ

CV（中心静脈ライン）からは大量輸液できません。大量輸液をしたい場合には末梢ルートをまず確保しましょう。

46 薬をボーラス投与するのか，持続投与か？

Q 薬を投与する場合，持続投与量から始めるものと，最初に早送りするものがありますが，どう違うのでしょうか？

A プロポフォールを持続投与で開始するのか，早送りするのか？　という質問です。結論から言えば，早く眠らせたいなら早送りすべきです。しかし，血圧低下や呼吸停止などの副作用が発生しやすいです。以下は薬の一般的なことです。非常におおざっぱですので，簡単に，ということでご理解下さい。

薬を投与することは，お風呂に入浴剤を入れているような状態だと思って下さい。そしてお風呂からお湯があふれたり，排水栓が開いた状態だという風に。本当はもっと複雑ですが。大きなお風呂にちょろちょろとお湯を入れ，排水も同じようにちょろちょろ……だと，濃い入浴剤を入れたとしても，全体に行き渡るのには時間がかかります。
お風呂がコップみたいに小さいとか，入れるお湯（＋入浴剤）の量が半端なく多ければ，全体に行き渡るには時間はかかりません。

薬も同じように，その薬がどれだけの浴槽に行き渡るのか（分布容積と言うらしいです）ということと，血液から消えていく速度（消失半減期と言います）を考える必要があります。

143

そして薬の濃度が一定になる時間は，維持量の持続投与で始めれば，消失半減期の5倍（最低でも3倍）かかるそうです。半減期が5分という薬があって，それを持続投与で開始すれば，一定の濃度（鎮静剤であれば有効な鎮静が得られる濃度）になるまでに15分，できれば25分かかるということです。

プロポフォールは，消失半減期が1時間くらいのようです。よって，維持量で開始すると効くまでに3時間はかかりますので，処置のための鎮静剤としては意味がないですよね。よって，最初にどばっと入れて効かせます。経皮ペーシングで使うのであれば，しばらく鎮静を継続する必要がありますので，どばっと入れたあと，維持量を開始するということになるのでしょう。私は血圧低下などが怖いので，1mLくらいずつ血圧を測りながら入れています。

まとめ

薬には分布容積や半減期などというものがあります。それらをよく考えましょう。半減期が長い薬は一般的にボーラス投与が必要です。

47 | 輸血時にカルシウムの補充は必要か？

Q 輸血をするとカルシウムが低下しますが，どのくらい低下したらカルシウムを入れたほうがよいのでしょうか？

A 輸血製剤にはカルシウムが低下する成分が入っています。血液が固まるにはカルシウムが必要で，それを取り除くことで輸血製剤が固まらないようにしているのです。輸血の中にはその薬がやや過剰に入っているため，輸血をすると，その薬が体内のカルシウムとくっついてしまい，カルシウムが低下して血液が固まりにくくなったり，不整脈が起こったりしやすくなるのではないか，とされています。よって，輸血何単位につきカルシウムをどのくらい追加したらよいか，というような記載も見られます。

それについてUpToDate®「Massive blood transfusion（大量輸血）」という文献からです[1]。英語で読みたい方は原文を読んで下さい。以下は私の要約です。

血液の凝固を阻止するために，輸血製剤にはクエン酸が入っています。クエン酸はイオン化カルシウムと結合するため，血清の遊離カルシウムを著明に低下させる可能性があります。
クエン酸は肝臓で代謝されます。動物実験から得られたデータによると，クエン酸の最大投与速度は0.02mmol／kg／分です。これは相当な大量の輸血でも達成できない速度で，特別な状況以外では

著明な低カルシウム血症は起こりません。しかし，肝機能障害がある患者ではイオン化カルシウム濃度を測定し，低下があれば，塩化カルシウムかグルコン酸カルシウムを投与すべきです。

カルシウムの静注はそれなりのリスクを伴います。よって，腎機能障害がない場合，ショック状態だったり，超大量輸血でなければ，カルシウムの投与はしないほうがよいと思われます。

まとめ

通常は，輸血をするというだけでカルシウムの投与は必要ありません。

●文　献

1) Hess JR：Massive blood transfusion. Silvergleid AJ, ed. UpToDate. Waltham, MA：UpToDate Inc. http://www.uptodate.com (Accessed on December 26, 2017.)

48 乳酸リンゲル液は肝障害患者さんに禁忌か？

Q 肝硬変の患者さんに乳酸リンゲル液を投与していたら，「肝臓が悪いのに，こんなにたくさん入れたらダメじゃないか！」と怒られてしまいました。

A 乳酸リンゲル液という点滴があります。脱水（正確には循環血液量減少とか細胞外液量減少）や出血のときには，血液と同じような浸透圧の輸液を入れます。それにはいろいろな薬剤があるのですが，その1つが乳酸リンゲル液です。乳酸は肝臓で代謝され，重炭酸となってアルカリの役割をし，病気の人はだいたい酸性に傾いているので有用だということです。

しかし，乳酸は肝臓でしか代謝されないので，肝臓が悪い人に投与すると，乳酸が蓄積して体が酸性になるのではないか？（実際乳酸リンゲル液そのものは酸性です）という話が出てきます。添付文書にも肝障害患者さんには注意して投与するようにと書かれています。たとえば肝臓が悪い人が出血した場合には，乳酸リンゲル液は避けたほうがよいのか？というのが今回のテーマです。

調べてみたのですが，なんと詳しく書かれた文献が見つかりません。PubMedでは乳酸リンゲルと肝障害と入れてもヒットしません。PubMedは医学文献を調べるサイトです。製薬会社の方に資料を頂いたのですが，動物実験で肝臓を半分切除しても乳酸の代謝には問題がなかったというように書かれていました。

147

allnurses.com[1] の投稿を紹介しますが，この文章のエビデンスレベルは未確定です。「Yahoo!知恵袋」のようなところみたいです。私がアイドルについて論じているようなもんです……たぶん。

手っ取り早く知りたい方には……

- 乳酸は20mmol/kg/日，作られるそうです。体重が50kgならば，だいたい1,000mmol。
- 乳酸リンゲル液には乳酸が28mmol/L入っています。10L入れても280mmol。大した量じゃない。
- 肝障害の人で，全員乳酸が高いかというと，そうでもない。

よって，乳酸リンゲル液を肝障害患者さんに使っても問題ないです……たぶん（添付文書によれば慎重投与）。

以下は先に挙げた文献[1]の要約です。くりかえしますがエビデンスレベル未確定です。

肝不全では，乳酸の重炭酸への代謝が障害されているのは間違いないのですが，そのために乳酸アシドーシスになったり，乳酸アシドーシスを悪化させる原因になるのかは分かっていないそうです。人間は，1日20mmol/kgの乳酸を普段から産生しているそうで，体重50kgの人では1日1,000mmolです。それと比較すると乳酸リンゲル液に含まれる28mmol/Lは非常にわずかな量です。
また，乳酸リンゲルが乳酸アシドーシスを引き起こすエビデンスはないし，もし肝臓での乳酸の代謝が低下すると何か悪いことがあるのであれば，慢性肝疾患や末期の肝疾患の患者さんが，全員乳酸ア

シドーシスにならないと変です。乳酸は肝臓以外の臓器でも代謝されますし，排泄されます。末期の肝疾患患者さんが乳酸アシドーシスになるのは，敗血症性ショックや腎機能障害を合併した場合です。このような患者さんは血液浄化が必要で，それにより乳酸も取り除かれるため，乳酸リンゲル液を投与しても問題ありません。

以下はUpToDate®「Bicarbonate therapy in lactic acidosis（乳酸アシドーシスに対する重炭酸療法）」[2] より要約です。

乳酸アシドーシスでは，乳酸が増えた分だけ，血清重炭酸濃度が減少します。乳酸は代謝を受けやすい有機陽イオンで，酸化されると重炭酸に変化します。よって，基礎疾患の治療がうまくいって（ショック患者であれば循環が改善して）乳酸産生の刺激が消失すれば，蓄積した乳酸は容易に代謝され，重炭酸となります。それに伴い，代謝性アシドーシスは自然に補正されます。

心原性を除いて多くの輸液が必要となる場合が多いでしょうから，ごちゃごちゃ言っていないで，まずショックなら生食でも乳酸リンゲルでもよいから輸液しなさいってことですね。だから救急救命士さんの輸液製剤も乳酸リンゲルでよいでしょう。

酢酸リンゲルとか重炭酸リンゲルというのもあって，酢酸は全身で代謝されるから，重炭酸は代謝産物が入っているからよいんだ，という意見もありますが，明らかに有用だというエビデンスはないようです。

まとめ

晶質液はどれを選んでもそれほど大きな違いはありません。
緊急時には乳酸リンゲルで問題ありません。

◉文 献

1) allnurses.com:liver failure and LR. Certified Registered Nurse Anesthesist. posted on Jan 11-19, 2004.
2) Wiederkehr M, et al:Bicarbonate therapy in lactic acidosis. Sterns RH, ed. UpToDate. Waltham, MA:UpToDate Inc. http://www.uptodate.com (Accessed December 26, 2017.)

49 輸血をするときに，乳酸リンゲル液でルートをつくってはいけないのか？

Q 輸血をするときに，乳酸リンゲル液でルートを満たしたら看護師さんに怒られてしまいました。なぜいけないのでしょうか？

A 輸血を輸液で薄めたりする場合は，生理食塩水としか一緒にしてはいけないと言われています。ブドウ糖が入っていると溶血するし，カルシウムが入っていると血液が固まるというのがその理由です。

しかし，カルシウムが入った乳酸リンゲル液を用いても大丈夫だという論文もあります[1]。American Journal of Surgery の「Can Ringer's lactate be used safely with blood transfusions?（リンゲル乳酸液は輸血の際安全に使えるか）」という文献です。乳酸リンゲルにカルシウムを入れたものまで用意して検討されています。乳酸リンゲルに5gものカルシウムを入れた輸液でやっと凝血塊が発生したが，特に他の問題は発生せず，生理食塩水との差は認めなかったそうです[1]。

乳酸リンゲル液を用いても大丈夫だということであり，生理食塩水じゃなかったと言って怒ることはないということがわかりますね。

まとめ

間違えて乳酸リンゲル液でルートを満たしても問題ありませんが，やはりできれば生理食塩水でつくりましょう。

●文　献

1) Lorenzo M, et al:Can Ringer's lactate be used safety with blood transfusions? Am J Surg. 1998;175(4):308-10.

コラム⑧ | カリフォルニアの親戚

「カリフォルニアの親戚」[1] という言葉があります。それくらい遠くに住んでいる親戚という意味で，本当にカリフォルニアに親戚がいるという意味ではありません。

確かに，医療従事者はよく経験することです。剖検（病理解剖）のお願いは特にそうです。毎日病室に通い，いろいろな話をしたり処置をしたりして頑張ったけれど，患者さんは亡くなってしまった……毎日病室で付き添ったご家族の方は，それを理解してくださっており，その主治医から剖検を，と言われるので，「本当は亡くなってからも痛い思いをさせるのはどうかと思うけど……」と剖検に同意して下さいます。

そして，カリフォルニアから遠い親戚の方がやってきます。亡くなったという連絡を受けて初めて飛んで来るのです。今まで一度もお見舞いにも来たことがない方です。

剖検は1人でも反対する方がいたらできません。そういう方に限って，「とんでもない！」と言われます。「剖検するなんて聞いたことがない！」と。医学の世界では亡くなった方は剖検するのが望ましいとされているのですが，医学に詳しくない方がご存じないのは当たり前です。

最終的には，解剖の資格を持つ医師が少ない，費用は誰が持つのか？　あるいは死因は明らかだから無理に解剖しなくてもよいので

はないのか？　などの理由から，やらないことも多いです。だから，日本では亡くなっても解剖，となることが非常に少ないです。しかし，研修医の先生は原則2年の研修期間の間に1回以上，剖検を経験することが必要ですので，研修指定病院になるには，剖検が一定数以上ないといけませんし，内科学会の専門医になるためにも必要です。

なんと，日本は先進国で剖検率が最低レベル[2] なんだそうです。CTなどの画像診断がやりやすい（世界の半分以上のCTは日本にあるそうです）とか，日本人は亡くなってからも精神と肉体が一緒と考えるからとか，いろいろな理由があるのでしょうが，カリフォルニアの親戚が原因である割合もかなり高そうです。

文献1の岩田先生のブログもご覧下さい。

●文　献
1）岩田健太郎：内的カリフォルニアの親戚にご用心. 楽園はこちら側. 2011年2月19日.
　　[http://georgebest1969.typepad.jp/blog/2011/02/内的カリフォルニアの親戚にご用心.html]
2）堤　寛, 他：会員の声「病理解剖に国庫負担を！」. 日本病理学会, 2008年8月7日.
　　[http://pathology.or.jp/news/whats/kokuhifutan-020807.html]

50 | 緊急時に酸素投与をしてよいのか？

Q 救急患者さんに対して，わりと酸素投与をするのに躊躇することが多いのですが，どんな患者さんに酸素を投与したらよいのでしょうか？

A 迷ったら酸素を投与するようにと救急隊の方は指導されているようです。ところが，救急隊の方に話を聞くと，「なんで酸素をやって来ているんだ，なんでこんな高流量（と言っても5L／分）でやって来るんだ！」とか搬送先の医師に怒られることがあるようです。

パイロットは何かあれば酸素マスクをつけるようになっているようです。飛行機が飛んでいるところは気圧が低くて低酸素になりやすいです。低酸素になると意識を失って，本人たちはもちろん，乗客，客室乗務員も飛行機も，下手をすれば飛行機が落ちたところの人たちにも危険が及びます。医療では患者さん本人に危険が及ぶだけかもしれませんが，疑ったら酸素を投与してよいと私は思います。理由は以下の通りです。

- 低酸素は危険です。低酸素かどうかを病院の外や救急外来で素早く調べることは困難です。屋外でも一酸化炭素中毒になることがありますのでSpO_2だけではわかりません。
- 酸素が過剰に投与されることは，短時間であれば問題ありません（問題ある場合ももちろんありますが，問題がない場合のほうが圧倒的に多い）。

- 低酸素は簡単な処置で改善できることが多いです。
- COPDなど，酸素投与によって呼吸抑制が生じる人がいますが，救急車内，救急外来には患者さんをずっと診ている人がいますから，補助呼吸をすればよいです。

だから，迷ったら酸素を投与してもよいです……と言うか，すべきだと思います。あくまで救急隊員の方や私のような救急医は。もう末期の患者さんなので……と言うのであれば，いざというときには酸素投与はしなくてよいとか，そういう話を家族としておいて，そういう文書などを持たせて，救急車をもし呼んだ場合には見せるようにしておくべきです（しかし，本来そういう人は救急車を呼ぶべきじゃないのかもしれませんが……）。

「お前がこんなに酸素を投与して来たから抜管できなくなったじゃないか！」と言うのは，本当なのでしょうか？ 患者さんの状態が悪くて，これだけの酸素を投与しなければ酸素分圧を保てなくなっているから，抜管できないのではないでしょうか？ もちろんむやみに高濃度酸素を投与してSpO_2を高い値に保つ必要はありません。もともとSpO_2が90%前後しかない人であれば，そのくらいの値を目標として酸素投与をすればよいと思います。

まとめ

低酸素は危険です！ 迷ったら酸素投与をしましょう。

51 | 点滴は全開でもよいのか？

Q 救急隊の方が点滴を全開で投与して患者さんを搬送してきたのですが，ちゃんとした評価もできていないのに，そんなに入れて大丈夫なのでしょうか？

A 救急隊員の方が心肺停止患者さん以外にも点滴を行えるようになりました。また，その場合は乳酸リンゲル液を全開投与と決まっています。全開とはクレンメを開放して点滴を救急車内の最も高いところに位置させた状態と定義されています。それに対して，救急車内でそんなことをするなんて！と言わないようにしましょう。理由は以下の通りです。

- 救急隊員の方は心不全疑いの人には点滴はしません。
- 循環血液量減少や敗血症，アナフィラキシーなど，大量輸液が必要と思われる患者さんにしかやってきません。
- 乳酸リンゲルにはカリウムが含まれていますが，問題ありません（理由は後述）。
- 病院への搬送中に，全開で点滴が何本入るのかわかりませんが，1L入ったとしても，血管内容量は250mL程度しか増えません。入れすぎたのであれば利尿剤を投与するなどして対応すればよいです。循環血液量が足りない状態では全身の細胞に酸素が行き渡りませんので。

クラッシュ症候群の患者さんにも全開で輸液をして来ますが，ク

ラッシュ症候群の人に対しては大量輸液が推奨されています。UpToDate®「Crush-related acute kidney injury（acute renal failure）〔挫滅関連の急性腎障害（急性腎不全）〕」という文献[1] に書かれています。

横紋筋融解の患者さんは，長時間動けなかったり，意識不明の状態になったりしています。その結果，水分が摂れないし，水分喪失があるために循環血液量減少を認めます。さらに，筋損傷（コンパートメント症候群）部位のサードスペースが循環血液量現象を悪化させます。

……ということなので，大量輸液でまったく問題ありません。また，クラッシュ症候群の人は腎機能障害が起こったり，筋肉から出てくるカリウムが問題なので，カリウムを含んだ乳酸リンゲルはダメじゃないか！という点ですが，以下に引用します[2]。

> クラッシュ症候群では，損傷した筋組織から放出されたカリウムにより高カリウム血症を引き起こし，心停止となる危険性がきわめて高い。そのため，クラッシュ症候群に対する輸液はカリウムを含まない生理食塩水が望ましい。しかしながら，乳酸リンゲル液に含有されるカリウムは4mEq/Lと低いため，病院前救護で救急救命士が投与する輸液量では血中カリウム濃度を上昇させるとは考えにくく，乳酸リンゲル液を投与してもよい。

というわけで，カリウムについても問題ないです。クラッシュだから生食，他は乳酸リンゲルとか判断が増えると特定行為の指示で医師の負担も増えるし，在庫の軽減という意味もあるのでしょうか……。

まとめ

救急隊員の方，あるいは救急外来ではショックを疑えば乳酸リンゲル液を全開投与しましょう。

●文 献

1) Vanholder R, et al:Crush-related acute kidney injury (acute renal failure). Palevsky PM, ed. UpToDate. Waltham, MA:UpToDate Inc. http://www.uptodate.com (Accessed on December 26, 2017.)
2) 救急救命士標準テキスト追補版編集委員会，編：救急救命士標準テキスト．追補版．へるす出版，2014, p32.

52 救急車から歩いて救急外来に患者さんが入って来るのはよいのか？

Q 患者さんがあまりにも元気なとき，救急車から歩いてERまで入ってきますが，よいのでしょうか？

A 救急患者さんは，今どんな状態なのか正確に把握できていない患者さんです。どういう状態なのかわかっていないのですから，いつ急変してもおかしくありません。正しい介入ができていない可能性があるのですから。

よって，患者さんを救急車で運んで来たのなら，ストレッチャーで救急外来に来て欲しいです。理由は以下に述べます。

■ モチベーションが下がります

患者さんが歩いてきたという時点で，明らかに軽症という感じがします。救急車は緊急状態にない患者さんを運ぶものではないですから，緊急状態の患者さんは歩けないと思いますし，歩かせてはいけないと思います。

あと救急隊が，患者さんの状態を軽く見ているということで，がっかりします。

以上の2点により，私は患者さんが自分で救急車から降りたり，歩いて救急外来に入って来たりすると，とても残念に思います。

■ 本当に歩いて大丈夫なのでしょうか？

救急車から降りる，救急外来に入って来る，救急外来の椅子に座る（私は全員再びストレッチャーに寝てもらっています）などの行為の間に，患者さんが転んでしまうことはないのでしょうか？　特に救急車から降りるというのは危険な動作だと思いますが……。

立つことで血圧が下がったりして，ひどい場合，死んでしまうことはないのでしょうか？　どこかに損傷があった場合，悪化させることはないのでしょうか？

結婚式の当日，事故に遭った花嫁さんが，式の途中で倒れて亡くなった（脾損傷）という話を聞いたことがあります。歩けるから軽症と言えるのでしょうか。

ということで，救急車で運ぶのなら，救急外来に入って来る際はストレッチャーでお願いしたいです。

まとめ

救急患者さんは歩かせないようにしましょう。

53 | 過換気症候群とは？

Q 過換気症候群の患者さんの対応が苦手で，できれば避けたいのですが。

A 過換気症候群の患者さんはある意味，かわいそうです。ちゃんとした（？）異常があるかもしれないのに，最初から精神的なものだと決めつけられてしまうことがあるからです。救急隊から「過換気症候群の患者さんです」という報告があった場合（できれば，こういう報告はしないようにしたいですね），救急外来には一定の空気が流れます。医療関係者の方はなんとなくわかると思います。

しかし，そういう考えは捨てましょう。いろいろな本に過換気だと思ったら肺塞栓だったとか，糖尿病ケトアシドーシスだったとか，ギラン・バレー症候群だったとか，心筋梗塞だったとか，いろいろな症例が載っています。私も気胸だったという経験があります。

過換気症候群の患者さんは，病院に来なくても大丈夫，ちゃんと自分で治せるんだよと意識してもらうことが大切で，病院ではいろいろしないほうがよいという意見があります。しかし，やはり救急外来では重大な疾患を見逃してはいけないと思いますので，私は必ず血液ガスをとることにしています。異論反論あると思いますが，重大な疾患を見逃さないというスタンスからです。

過換気症候群の患者さんの対応が上手くなれば，「救急車の対応は
何でも来い！」だと言うのは言い過ぎでしょうか？

まとめ

過換気症候群の患者さんは，呼吸数が速い患者さんというように考えて，重大な疾患がないかきちんと診療しましょう。

コラム⑨ | ナスビの色としゃっくり

しゃっくりが止まらないと言って救急外来に来られる方がおられます。お酒の飲み過ぎ？じゃないです。本当に止まらないようです。患者さんは辛そうです。

が，こちらも実は辛いのです。しゃっくりを確実に止める方法はないと言っても間違いでないでしょう。痛みに対しては痛み止め，痒みに対しては痒み止め，不眠に対しては睡眠薬（医療関係者は眠剤と言います），便秘に対しては下剤，下痢には下痢止め……でも，しゃっくりに対しては，止吃逆剤と言うのはありません。

困った物です。でも患者さんは辛いのでなんとかしなければなりません。

一般的には，驚かせるとか，コップの反対側から水を飲むとか言われています。

まず薬を使うと言うのが病院らしいですよね。いろいろな薬が提唱されていますが，どれも決定的でないと言うことです。

UpToDate®にもいろいろありました。「Overview of hiccups（吃逆の概要）」という文献です[1]。英語ではhiccupsと言うようですね。薬を使う以外に以下の物があると書かれていました。

> Breathing into bag　袋の中へ息を吐く
>
> Drinking water from opposite side of glass　コップの反対側から水を飲む
>
> Swallowing granulated sugar　顆粒状の砂糖を飲む

Ice water gargles　冷たい水でうがいをする

Forceable traction on the tongue　舌を引っ張る

Biting on a lemon　レモンをかじる

Catheter stimulation of naso-oropharynx　鼻咽頭部をカテー
　　テルで刺激する

Valsalva maneuver　バルサルバ手技

Breath holding　息こらえ

Fright　恐怖

Noxious odors (inhaling ammonia)　不快な匂い

Pressing on the eyeballs　眼球を圧迫する

Pulling knees to chest or leaning forward to compress the
　　chest　膝を胸に引きつけるか胸を圧迫するように体を前に乗り
　　出す

有名な医学文献に，レモンをかじるとか，驚かせるとか，コップの
反対側とか……面白いですね。

ネット上の噂ではありますが「なすびの色は？」とか「豆腐は何でで
きている？」のような一瞬「えっ！？」と思うような質問をするのが
よいとありました。ある看護師さんにその話をしたら，私はいつも
「なすびの色は？」と聞いていて，すぐ治りますよ！と言っていまし
た。一度お試しあれ。

● 文　献

1) Lembo AJ, et al：Overview of hiccups. Aronson MD, ed. UpToDate.
　　Waltham, MA：UpToDate Inc. http://www.uptodate.com (Accessed
　　on December 26, 2017.)

54 | 破傷風の予防注射は必要か？

Q どのような患者さんに破傷風の予防注射を勧めたらよいのかわからないのですが。

A 私のブログへのコメントで一番多いのは，破傷風の予防注射に関することです。たまに記事を書かないと，古い記事への質問が多くなりすぎて，コメントが見られなくなるくらい頻繁にコメントがあります。患者さんがそれだけ迷うということは，きっと医師も迷っているのだと思います。「破傷風の予防注射は必要かどうか？」と言われたら，私はすべての人に必要だと答えます。

お時間のある方はぜひ，「震える舌」という映画をご覧下さい。破傷風になった娘さんの映画です。八つ墓村の監督をされた方がつくっているようなので，映画はちょっと怖いです。トラウマになりやすい方は観ないほうがよいかもしれません。しかし，原作の著者の娘さんが破傷風になったようで，非常にリアルな描写がされています。これを観てもなお「破傷風なんて……」と言う人がいれば，私は何も言いません。

日本では現在，年間100人以上の方が破傷風を発症しています。予防注射をすれば100%防げるわけではないでしょうが，発症した人の多くは予防注射をしていません。予防注射を普及させている日本以外の先進国では発症率が日本よりも1桁低いです。日本の人口と

同じとすれば破傷風患者さんは年間10人程度ということです。1年に90人程度の破傷風の人を減らすために，多くの人に予防注射をする意義があるのかどうかわかりませんが，私は意義があると思います。予防注射は自費でも3000円程度です。破傷風になったらプラス3桁の医療費がかかります（実費で）。死亡する人もいます（死亡率は1〜2割とされています）。

しかし，予防注射は不利益もあります。死亡する人もいるでしょう（が非常に少ないです）。そして，日本で破傷風の発症数が年間100人くらいだったら，わざわざ予防注射をしなくてもよいじゃないか，という意見も正しいです。

破傷風は頻度が低いですが，とても重症な病気ですから，ぜひ，予防注射を受けましょう。いつどうやって打つかはお医者さんに相談して下さい。できればネット上ではなく，リアルに。

まとめ

破傷風の予防注射はすべての国民が受けておくべきです。免疫がある人に予防注射をしても大きな問題はないので，迷ったら接種しましょう。

55 | 犬に噛まれたら……狂犬病の予防注射をすべきか？

Q 犬に噛まれた患者さんから，「その犬が狂犬病の予防注射を受けていないのですが，狂犬病は心配ないでしょうか？」と聞かれました。予防注射をしたほうがよいのですか？

A いつものようにUpToDate®からです。「When to use rabies prophylaxis（狂犬病予防の実施時期）」という文献です[1]。

文献1によると，狂犬病ウイルスはイヌなどの脳に行ってから唾液に出てくるそうです。噛まれたことで狂犬病になるのであれば，その噛んだ動物の脳には既に狂犬病ウイルスがあるので，10日以内（通常5～7日間）に病気を発症し死亡するそうです。飼われている動物が患者を噛んだことを特定したならば10日間経過観察し，少しでも狂犬病の症状を発症したと疑われれば，その動物をよく調べます。10日間健康であれば，噛んだときの唾液にウイルスはなかったと考えられるので，狂犬病は心配しなくてよいです。

噛んだ動物が狂犬病であった場合や，狂犬病が疑われる場合には，噛まれた直後から暴露後の予防を直ちに行います。噛んだ動物が経過観察可能であれば，動物が狂犬病の臨床症状を発生したときに暴露後予防注射の適応になります。

中枢神経に近い部分の咬傷では，潜伏期間が4日程度と短いために，頭部や首へのウイルスの暴露が明らかであれば，直ちに予防を開始

すべきです。嚙んだ動物が10日間健康であれば，その時点で予防のスケジュールは中止してよいです。狂犬病検査のために解剖された動物のウイルス検査が陰性であれば，やはり予防のスケジュールは中止してよいです。

「ちょっとでも嚙まれたら打っちゃえ！」とならないのは，たぶんですが，狂犬病の予防注射薬が高いからではないでしょうか？ 10,000円くらいするそうです。破傷風が400円くらいですから，なんと20倍以上！　米国では1,500ドル（って一体いくら？）かかるらしいです。

あるいは副作用が結構あるとか……むやみに打たなくてよい条件が研究されています！

よって，文献[1]に従えば，犬に嚙まれたらその犬を10日間観察し，その犬に変化がなければまったく心配ないということです。また，現在日本国内には狂犬病ウイルスを持った動物はいないので，心配ないということです。

まとめ

日本国内では，人に対する狂犬病の予防注射は原則不要です。しかし，破傷風の予防注射は勧めましょう。

●文　献

1) DeMaria A：When to use rabies prophylaxis. Hirsch MS, ed. UpToDate. Waltham, MA：UpToDate Inc. http://www.uptodate.com（Accessed on December 26, 2017.）

コラム⑩ | スピードバンプと虫垂炎の診断

ここでは，スピードバンプと虫垂炎の診断についての論文[1]を紹介します。

「スピードバンプで痛みが出ることの急性虫垂炎の診断における有用性について」と言う論文です。イギリス医学会雑誌（British Medical Journal）のクリスマス特集というもので，半分冗談の論文が毎年掲載されます。

施設内の道路でスピードが出せないように，所々盛り上がっている部分があります。あれをスピードバンプと言うようです。車があれを乗り越えるときに，車に振動が来ます。乗っている人にも振動が来ますので，その振動でお腹が痛くなるのであれば，虫垂炎ではないか？という研究です。急性虫垂炎，いわゆるモーチョーの診断は意外に難しいのですが，それが簡単にできないか？という研究です。

病院に来る前に，病院の道路に設置してあるスピードバンプを乗り越えたときにお腹が痛くなっていれば陽性で虫垂炎の可能性が高まります。その感度は95％（95％信頼区間85〜100％），特異度は30％（15〜49％）だったそうで，感度が高いということは否定に使えます。つまり虫垂炎かなあ？と思ったのだけれど，スピードバンプを乗り越えるときにお腹が痛くならなかったのであれば急性虫垂炎の可能性が低くなるということです。なんと，スピードバンプは，ほかの臨床指標（たとえば痛みの移動とか反跳痛など）よりも良好な感度を示したそうです。よってすべての病院にスピードバンプを設置すべきかもしれませんね（^^）。

もちろんですが，冗談です。しかし，ジャンピングテストといって，右足だけでケンケンしてもらい，右下腹部に痛みが生じるかどうかという所見はあります。太腿を持ち上げる筋肉は腸腰筋と言って，おへその辺りから伸びています。通常虫垂はその筋肉のすぐ前にあるので，足に力を入れると虫垂を振動させるという理屈です。が，これもなかったら大丈夫（感度が高い）とか，あったから虫垂炎（特異度が高い）とは，なかなか言えません……。

こういう冗談のわかる人，好きです！

●文　献

1）　Ashdown HF, et al：Pain over speed bumps in diagnosis of acute appendicitis：diagnostic accuracy study. BMJ. 2012：345：e8012. [http://www.bmj.com/content/345/bmj.e8012]

56 「外傷」はない？

Q 「頭部打撲の患者さんですが外傷はありません」と指導医に報告したら，「全然わかってない！」と怒られてしまいました。

A 救急隊から「交通事故で全身打撲の患者さんです。歩行は可能だそうです。外傷はありません」という連絡があったとします。「この文章で間違いはどれでしょう？」と聞かれたら答えられますか？正しく答えられたら，この記事は読まなくてよいです。

答えは「外傷はない」→「創はない」です。

法医学では，この表現は正しいのでしょうが，外傷（trauma）という言葉は，患者さんの反応の有無は問いません。打撲も外傷です。熱湯がかかれば，それだけで熱傷です。創は，皆さんが考える「傷」に当たります。皮膚の連続性が絶たれた状態とでも言うのでしょうか。

個人的には，患者さんに創があるかどうかというのは，それほど大きな情報ではないと思うのですが，必ず外傷はありません，と報告があります。厳密に言えば，交通事故で車がぐちゃぐちゃになったのに，スタントマンか何かで，どこも打っていないということになります。まあ，きっと「創がない」ということなのだろうな，とわかるからよいのですが。

172

熱傷は数日経ってから水疱になることがありますし，皮膚に異常がなくても内臓に損傷がある場合もあります。体表面だけを見て異常があるなしと判断してはいけないのです。「外傷がない」というように言うことで軽症なんじゃないかと感じてしまうのがいけないのです。

高エネルギー外傷という言葉があります。外傷を診た場合，創の派手さに目を奪われてはいけません。この人にどのくらいのエネルギーが加わったのかを考え，相当なエネルギーであると考えれば患者さんがピンピンしていても重症だと考えるということです。外傷ではそういう考え方をしましょう。

正確な用語かどうかはわかりませんが，「精神的なトラウマ」というのも，「トラウマ」という言葉から考えたら間違っていないと感じます。

まとめ

外傷 (trauma) と創 (wound) は違う言葉です。「外傷はない」という言い方はだいたい間違っていますので，「創はない」という言い方にしましょう。

57 │ 「脱水」とは何か？

Q

下痢がひどい人が来られて，血圧が80/60mmHg，脈拍数が125/分だったので，「これは脱水だね！ 輸液をしよう！」と言ったら正しくないと言われてしまいました。

A

以下のUpToDate®の文献をお読み下さい。「知ってるよ，そんなこと常識じゃん！！」という人は，脱水の概念を間違えている人は多いんだということを再認識して頂けたらと思います。先ほどの血圧が低くて脈が早い人は，volume depletionです。日本語だと循環血液量減少です。ナトリウムと水が欠乏している状態です。

UpToDate®「General principles of disorders of water balance (hyponatremia and hypernatremia) and sodium balance (hypovolemia and edema)」によれば，以下の通りです[1]。日本語タイトルは「水分バランス異常（低ナトリウム血症および高ナトリウム血症）およびナトリウムバランス異常（循環血液量減少および浮腫）の一般原則」です。

循環血液量減少（hypovolemia）は細胞外液が減少した状態を示し，重症であれば低血圧やショックを引き起こします。循環血液量減少は通常塩分と水分の喪失が補充されないことにより引き起こされ，皮膚や気道からの不感蒸泄，尿崩症による水分の喪失など，水分のみの喪失では，循環血液量減少とはなりません。なぜなら，水分は細胞内に3分の2が分布しており，そこから順に失われるからです。

そして，脱水とは何か？ですが，同じ文献に，脱水とは，体内の総水分の減少で，ナトリウムやカリウムの減少を伴わないものとあります。よって，ナトリウム濃度の上昇が起こります。

つまり「脱水＝高ナトリウム血症」ということです。何日も食事が摂れず尿も出ないし血圧も低い……という人は脱水があるかもしれませんが，循環血液量減少もあるということです。

まあ，言葉の意味はわかるのでよいのですが。そのように定義されていますので，専門家はきちんと使いわけましょう。

●文 献

1) Sterns RH:General principles of disorders of water balance (hyponatremia and hypernatremia) and sodium balance (hypovolemia and edema). Emmett M, ed. UpToDate. Waltham, MA:UpToDate Inc. http://www.uptodate.com (Accessed on December 26, 2017.)

58 | 「呼吸苦」という医学用語はない？

Q 「呼吸苦を訴えている」というようにプレゼンしたら，「呼吸苦という医学用語はない」と言われてしまいました。

A 確かに「呼吸苦」という言葉は医学用語ではないようです。私も以前，論文を書いたときにそのように添削を受けました。専門家は用語を正確に使うべきだと思いますので，我々は「呼吸苦」ではなく「呼吸困難」と言うのがよいと思います。ただ，誰かが「呼吸苦」と表現したときに，「それは違う！」とまで指摘すべきことかどうかはわかりません。

神戸大学の岩田先生もブログで考察されていますので，よかったらご覧下さい[1]。

まとめ

「呼吸苦」と言っても通じますが，できれば「呼吸困難」と言いましょう。

● 文 献

1) 岩田健太郎：呼吸苦は間違った用語か．コトバについて考える．楽園はこちら側．2012年9月7日．
[http://georgebest1969.typepad.jp/blog/2012/09/呼吸苦は間違った用語かコトバについて考える.html]

電子版のご利用方法

巻末の袋とじに記載されたシリアルナンバーで，本書の電子版を利用することができます。

手順①：日本医事新報社 Web サイトにて会員登録（無料）をお願い致します。
（既に会員登録をしている方は手順②へ）

日本医事新報社 Web サイトの「Web 医事新報かんたん登録ガイド」でより詳細な手順をご覧頂けます。
www.jmedj.co.jp/files/news/20170221%20guide.pdf

手順②：登録後「マイページ」に移動してください。
www.jmedj.co.jp/mypage/

「マイページ」

「会員情報」をクリック

「会員情報」ページ上部の「変更する」ボタンをクリック

「会員情報変更」ページ下部の「会員限定コンテンツ」欄にシリアルナンバーを入力

「確認画面へ」をクリック

「変更する」をクリック

会員登録（無料）の手順

1 日本医事新報社 Web サイト（www.jmedj.co.jp）右上の「会員登録」をクリックしてください。

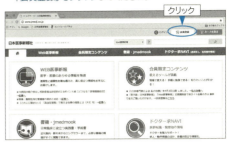

2 サイト利用規約をご確認の上（1）「同意する」にチェックを入れ，（2）「会員登録する」をクリックしてください。

3（1）ご登録用のメールアドレスを入力し，（2）「送信」をクリックしてください。登録したメールアドレスに確認メールが届きます。

4 確認メールに示された URL（Web サイトのアドレス）をクリックしてください。

5 会員本登録の画面が開きますので，新規の方は一番下の「会員登録」をクリックしてください。

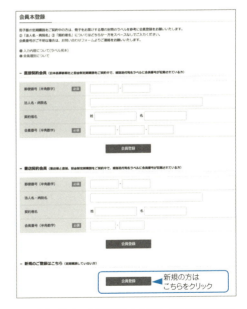

6 会員情報入力の画面が開きますので，（1）必要事項を入力し（2）「（サイト利用規約に）同意する」にチェックを入れ，（3）「確認画面へ」をクリックしてください。

7 会員情報確認の画面で入力した情報に誤りがないかご確認の上，「登録する」をクリックしてください。

◉ 著者略歴

木村　圭一
医療法人社団日高会日高病院救急科部長

1992年	浜松医科大学卒業
1992年	名古屋徳洲会総合病院研修医
2003年	大隅鹿屋病院外科
2008年	名古屋徳洲会総合病院救急部長
2009年	大隅鹿屋病院救急部長
2011年	鹿児島徳洲会病院副院長
2012年	合志病院救急部長
2014年	医療法人社団日高会日高病院救急部長

日本救急医学会救急科専門医，日本超音波医学会認定超音波指導医

こんなときどうすればいいですか?!
研修医が知りたい臨床現場の疑問に答える本

定価（本体3,700円＋税）

2018年2月28日　　第1版発行

著　者　木村圭一
発行者　梅澤俊彦
発行所　日本医事新報社
　　　　〒101-8718 東京都千代田区神田駿河台2-9
　　　　電話　03-3292-1555（販売）・1557（編集）
　　　　ホームページ：www.jmedj.co.jp
　　　　振替口座　00100-3-25171
印　刷　フン印刷社

©Keiichi Kimura　2018　Printed in Japan

ISBN978-4-7849-4746-1　C3047　¥3700E